Diät bei Krankheiten der Gallenblase, Leber und Bauchspeicheldrüse

Prof. Dr. med. H. Kasper

Diät bei Krankheiten der Gallenblase, Leber und Bauchspeicheldrüse

Einführung von
Prof. Dr. med. H. Kasper
Professor für Innere Medizin
an der Universitätsklinik Würzburg

Rezeptteil von Brigitte Zöllner, Diätassistentin und Redakteurin,
München

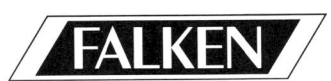

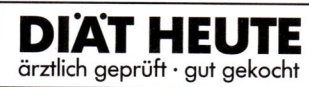

DIÄT HEUTE
ärztlich geprüft · gut gekocht

Herausgegeben von Prof. Dr. N. Zöllner und Prof. Dr. G. Wolfram

Lieferbare Titel:

ISBN 3 8068 3207 2

© 1989/1994 by Falken-Verlag GmbH,
65527 Niedernhausen/Ts.
Titelbild und Fotos: TLC-Foto-Studio GmbH, Bocholt
Zeichnung Seite 9: Gerhard Wawra, Wiesbaden

Die Ratschläge in diesem Buch sind vom Autor und
vom Verlag sorgfältig erwogen und geprüft, den-
noch kann eine Garantie nicht übernommen werden.
Eine Haftung des Autors bzw. des Verlages und seiner
Beauftragten für Personen-, Sach- und Vermögens-
schäden ist ausgeschlossen.
Hinweis zu den Fotos: Die auf dem Eßgeschirr
abgebildeten Speisen sind nach den jeweiligen
Rezepten zubereitet. Zusätzliche Beigaben auf den
Fotos dienen lediglich der Dekoration.

Satz: LibroSatz, Kriftel b. Frankfurt
Druck: Freiburger Graphische Betriebe, Freiburg

817 2635 4453

Inhalt

Einleitung

Neben Magen und Darm sind die Leber, zusammen mit Gallenblase und Gallengängen, und die Bauchspeicheldrüse die Organe, deren Funktion unmittelbar der Ausnutzung der verzehrten Nahrung dienen. Es ist deshalb naheliegend, daß man sich schon sehr früh – entsprechende Hinweise finden sich bereits im Altertum – bemühte, bei Erkrankungen diese Organe durch eine ausgewählte Zufuhr an Speisen zu schonen oder den Heilungsprozeß durch besondere Ernährungsmaßnahmen zu fördern. Die Ansichten über den Wert diätetischer Maßnahmen bei Galle-, Leber- und Bauchspeicheldrüsenerkrankungen beruhten früher vorwiegend auf Erfahrungstatsachen und wurden erst im Laufe der letzten 20 Jahre in zunehmendem Maße wissenschaftlich exakt untersucht und fundiert.

Aufgaben und Funktionen von Leber, Gallenblase und Bauchspeicheldrüse

Die **Leber** ist das Organ des menschlichen Körpers mit den vielfältigsten Funktionen. Von besonderer Bedeutung sind:
1. Das Unschädlichmachen von Giftstoffen, wie Alkohol, die mit der Nahrung aufgenommen werden, und der Abbau der im Stoffwechsel anfallenden Eiweißspaltprodukte, die sich in hoher Konzentration schädigend auswirken. 2. Neubildung von Körpereiweiß, Fett und Zucker (Glucose). 3. Produktion von sogenannten Gerinnungsfaktoren (Substanzen, die den normalen Ablauf der Blutgerinnung steuern). Die Aufgabe der Leber im Rahmen der Verdauung besteht in der **Produktion von Gallenflüssigkeit.** Der Erwachsene bildet pro Tag etwa 600 bis 1200 ml Galle. Die produzierte Menge ist wesentlich von der Art der Nahrungszusammensetzung abhängig. Über die **Gallengänge** wird die Gallenflüssigkeit an den Zwölffingerdarm (Duodenum) abgegeben, wo die Durchmischung mit dem Speisebrei erfolgt. Eine ausreichende Konzentration an Gallebestandteilen im Darminhalt ist eine der Voraussetzungen für die Verdauung des Nahrungsfettes und die Aufnahme der sogenannten fettlöslichen Vitamine A, D, E und K ins Blut. Die Leber bildet ständig, unabhängig von der Nahrungszufuhr, Gallenflüssigkeit, so auch nachts, wenn keine Verdauungsvorgänge im Darm ablaufen. Bau und Funktion des Gallengangsystems ermöglichen es jedoch, daß auch die während der oft langen Zeitspannen zwischen den Mahlzeiten produzierte Galle genutzt wird. Denn wenn keine Verdauungsarbeit im Darm zu leisten ist, verschließt sich die Einmündungsstelle des Gallenganges in den Darm (vgl. Abbildung). Die sich daraufhin im Gallengang aufstauende Gallenflüssigkeit tritt dann in die **Gallenblase** über. Dieses Hohlorgan ist ein Reservoir für Gallenflüssigkeit. Um das Fassungsvermögen zu erhöhen, hat ihre Wand die Fähigkeit, der Galle Wasser zu entziehen. Hierdurch kommt es zu einer Eindickung der angesammelten Gallenflüssigkeit.

Bei erneuter Nahrungsaufnahme und Übertritt des Speisebreis aus dem Magen in den oberen Dünndarm öffnet sich die in der Darmwand gelegene Einmündungsstelle des Gallengangs, und die muskulöse Wand der Gallenblase zieht sich zusammen und preßt die gespeicherte, eingedickte Gallenflüssigkeit über das Gangsystem in den Darm. Dieser Entleerungsmechanismus wird insbesondere dann stark angeregt, wenn die Nahrung reich an Fett und Röstprodukten ist. Der Übertritt eines sehr fettreichen Speisebreis aus dem Magen in den Darm hat somit ein plötzlich einsetzendes, sehr intensives Zusammenziehen der Gallenblasenwand und damit ein schnelles Entleeren des Inhaltes zur Folge.

Während die von der Leber abgesonderte Flüssigkeit, die Galle, nur zur Ausnutzung des Nahrungsfettes und der fettlöslichen Vitamine erforderlich ist, produziert die **Bauchspeicheldrüse** (Pankreas) ein Sekret, den Bauchspeichel, mit einem wesentlich breiteren Wirkungsspektrum. Die von der Bauchspeicheldrüse gebildeten und an den Darm abgegebenen Wirkstoffe sind in der Lage, alle Nährstoffe, insbesondere Fett, Eiweiß und Stärke, so abzubauen und aufzuspalten, daß die entstehenden Spaltprodukte von der Darmwand aufgenommen, an die Blutbahn abgegeben und somit für den Organismus nutzbar gemacht werden können. Wie die Abbildung zeigt, haben der Gallengang und der Ausführungsgang der Bauchspeicheldrüse ein gemeinsames Endstück und eine gemeinsame Mündungsstelle. Die Bauchspeicheldrüse liegt mit ihrem Kopf in einer U-förmigen Schlinge des oberen Dünndarms, dem Zwölffingerdarm (Duodenum). Das langgestreckte, zungenförmige Organ liegt im linken Oberbauch an der Rückwand der Bauchhöhle. Von der Bauchspeicheldrüse ausgehende Schmerzen werden von den Patienten meist gürtelförmig im gesamten Oberbauch empfunden.

① Leber
② Magen
③ Gallenblase
④ Gallengangsystem
⑤ Bauchspeicheldrüse
⑥ Dünndarm (Zwölffingerdarm)
⑦ Gemeinsame Mündung von Gallengang und Bauchspeicheldrüsengang
⑧ Dünndarm

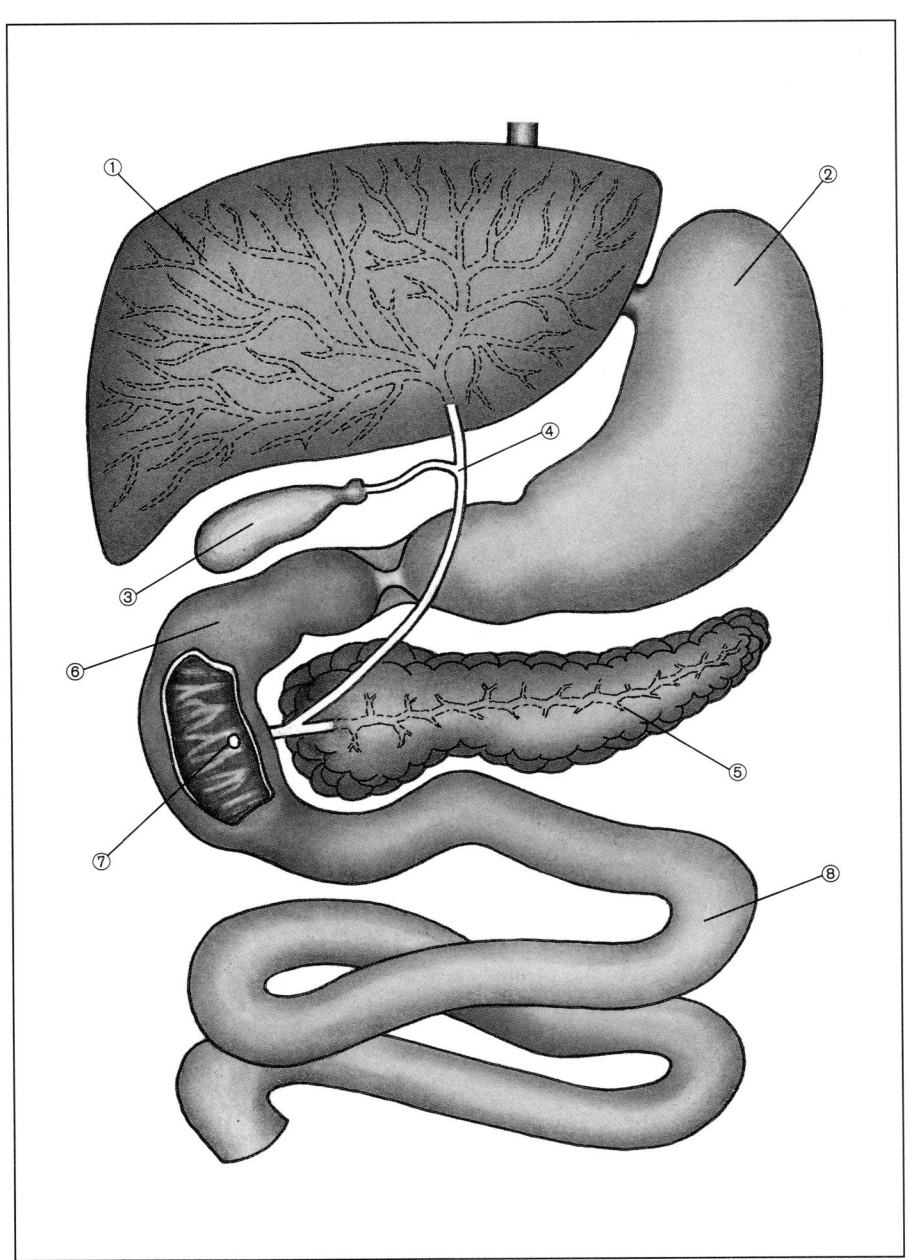

Erkrankungen der Gallenwege, der Leber und der Bauchspeicheldrüse

Die häufigste Erkrankung der Gallenwege ist die **Gallensteinbildung** (Cholelithiasis). Zur Gallensteinbildung kommt es dann, wenn in der Gallenflüssigkeit gelöste Bestandteile auskristallisieren. Eine Substanz, die sich in hoher Konzentration in der Gallenflüssigkeit findet und sehr häufig durch Auskristallisation eine Steinbildung zur Folge hat, ist das Cholesterin. 80 bis 90% aller Gallensteine bestehen überwiegend aus dieser Substanz. Ihre Größe und Zahl schwankt. Nicht selten findet sich nur ein einziger großer Stein, bei anderen Patienten hingegen ist die Gallenblase mit einer Vielzahl kleiner Steine prall gefüllt. Auch die Form variiert erheblich. Bei bis zu 25% der Durchschnittsbevölkerung westlicher Industrienationen lassen sich Gallensteine nachweisen. Um die Jahrhundertwende lag die Gallensteinhäufigkeit mit nur 3 bis 5% wesentlich niedriger. Die moderne Lebensweise, insbesondere die im Vergleich zum Energiebedarf zu hohe Energiezufuhr mit der Nahrung, wobei möglicherweise dem seit Jahrzehnten zunehmenden Konsum an Fett und Zucker eine besondere Bedeutung zukommt, und der Bewegungsmangel begünstigen offenbar die Steinentstehung. Zieht sich die Gallenblase plötzlich zusammen (Gallenblasenkontraktion), so besteht die Gefahr, daß kleinere Steine mit der sich entleerenden Gallenflüssigkeit in die Gallengänge gelangen. Zu einer solchen, die Steinaustreibung begünstigenden starken Kontraktion der Gallenblase kommt es insbesondere nach dem Verzehr sehr fetthaltiger Speisen. Die sich in dem vergleichsweise engen Gallengangsystem festsetzenden Steine lösen einen Krampf der Wandmuskulatur aus, den der Patient als intensiven Oberbauchschmerz (Kolik) empfindet. Ein solcher Schmerz ist im rechten Oberbauch lokalisiert und strahlt sehr oft in den Rücken, meist zum rechten Schulterblatt hin aus. Ein im Gallengang eingeklemmter Stein kann den Galleabfluß in den Darm blockieren und somit einen Rückstau der Gallenflüssigkeit in die Leber zur Folge haben. Bei einem solchen Rückstau tritt die Gallenflüssigkeit in die Blutbahn über und führt damit zu einer Gelbfärbung der Haut und insbesondere der Augen (Gelbsucht, Ikterus). – Gallensteine begünstigen die Entwicklung von **Gallenblasen- und Gallengangsentzündungen.** Beide Erkrankungen können akut mit starken Oberbauchschmerzen, hohem Fieber und Schüttelfrost oder chronisch mit weniger stark ausgeprägten Beschwerden ablaufen.

Die Zahl der Lebererkrankungen ist vielfältig. Die wichtigsten sind folgende: Akut entzündliche Erkrankungen der Leber, die überwiegend durch Viren hervorgerufen werden. Diese als **akute Hepatitis** bezeichnete Erkrankung beginnt mit allgemeinem Krankheitsgefühl, Appetitlosigkeit und Leistungsminderung. Später entwickelt sich eine Gelbsucht. In der Mehrzahl der Fälle heilt die Erkrankung nach 4 bis 6 Wochen ohne Restschäden aus. Nur in einem geringen Prozentsatz geht die akut entzündliche Lebererkrankung in eine **chronische Hepatitis** oder gar in eine **Leberzirrhose** über. Die Beeinträchtigung des Allgemeinzustandes kann bei der chronischen Hepatitis sehr gering sein. Häufig klagen die Patienten nur über eine gewisse Leistungsminderung und gelegentliche Mißempfindungen, insbesondere über ein dumpfes Druckgefühl im rechten Oberbauch. Die chronische Hepatitis heilt entweder aus oder geht in die schwerwiegendste Lebererkrankung, die Leberzirrhose über.

Eine weitere häufige Ursache der Leberzirrhose ist der chronische Alkoholmißbrauch. Ab einer Zufuhr von 60 bis 80 g reinem Alkohol pro Tag muß, wenn diese Alkoholmenge über längere Zeit regelmäßig eingenommen wird, mit der Entwicklung einer alkoholischen Leberzirrhose gerechnet werden. 80 g Alkohol sind in etwa 2 1/2 Liter Bier oder 1 Liter Wein enthalten. Bei der Leberzirrhose kommt es zu einem fortschreitenden Untergang von Lebergewebe, was eine kontinuierliche Verkleinerung des Organes zur Folge hat (Schrumpfleber). Mit zunehmendem Schwinden von Lebergewebe verringern sich auch die Funktionen der Leber. Dies bedeutet, daß Entgiftungsvorgänge, die Neubildung von Körpereiweiß, von Gerinnungsfaktoren usw. je nach Stadium der Erkrankung mehr oder weniger stark reduziert sind.

Eine weitere in den westlichen Industrienationen zunehmend häufiger werdende Erkrankung ist die **Fettleber.** Ursachen einer vermehrten Fetteinlagerung in die Leberzellen sind die Überernährung (Fettsucht) und reichlicher Genuß alkoholischer Getränke. Die Fettleber geht einher mit einem Druck- und Völlegefühl im rechten Oberbauch, selten auch mit stärkeren Schmerzen im gleichen Bereich.

Auch die Bauchspeicheldrüsenerkrankungen haben in den letzten Jahren an Häufigkeit zugenommen. Im Rahmen der diätetischen Behandlung sind die **akute Bauchspeicheldrüsenentzündung** (akute Pankreatitis) und die **chronische Bauchspeicheldrüsenentzündung** (chronische Pankreatitis) von Interesse. Das Entstehen beider Erkrankungen wird durch Gallensteine, chronische Gallengangsentzündungen und durch den Alkoholmißbrauch begünstigt. Während die akute Pankreatitis aus vollem Wohlbefinden heraus mit plötzlichen, intensiven Oberbauchbeschwerden einsetzt, ist der Verlauf der chronischen Pankreatitis weniger stürmisch. Die Beschwerden bei der chronischen Pankreatitis reichen von geringem, gürtelförmigem Schmerz im Oberbauch bis zu heftigen Schmerzattacken. Bei einer fortgeschrittenen chronischen Bauchspeicheldrüsenentzündung ist die Produktion von Bauchspeichel stark herabgesetzt. Die Folge ist eine ungenügende Verdauung und somit unvollständige Ausnutzung der Nahrung, die wiederum zu Durchfällen, Blähungen und Gewichtsabnahme führt. Insbesondere die Verdauung des Nahrungsfettes ist erheblich reduziert.

Besprechung der Diätformen

Diät bei Gallenwegs-erkrankungen

Die Diät bei Gallenwegserkrankungen, insbesondere beim Vorliegen von Gallensteinen, soll so zusammengesetzt sein, daß plötzliche Kontraktionen der Gallenblase vermieden werden. Wie bereits ausgeführt, besteht bei einem plötzlichen Zusammenziehen der Gallenblase die Gefahr, daß ein Stein aus der Gallenblase in das vergleichsweise enge ableitende Gallengangsystem ausgetrieben wird. Da eine Kontraktion der Gallenblasenmuskulatur vorwiegend nach dem Verzehr von Fett und Röstprodukten erfolgt, dürfen beide nicht in beliebiger Menge verzehrt werden. Das gleiche gilt für chronische Entzündungen der Gallenblasenwand. Starke, plötzlich einsetzende Kontraktionen können Oberbauchschmerzen zur Folge haben. Einschränkend muß jedoch darauf hingewiesen werden, daß Fett und Röstprodukte bei Gallenwegserkrankungen nicht selten gut vertragen werden. In solchen Fällen bedarf es selbstverständlich keiner verringerten Zufuhr. Pauschale Verbotslisten sind abzulehnen, da das Ausmaß und die Art der Unverträglichkeitserscheinung großen individuellen Schwankungen unterliegt. Dies gilt insbesondere für die von Gallekranken, und das gleiche gilt auch für Leberkranke, häufig empfundenen Unverträglichkeitserscheinungen nach dem Verzehr von Kohlge-müse, Vollkornbrot, rohem Obst und Kaffee. Diese Nahrungs- und Genußmittel sind immer nur dann zu meiden, wenn sich nach ihrem Verzehr gehäuft Beschwerden einstellen. Kranke, die nach fetten und stark gebratenen Speisen Beschwerden entwickeln, müssen die Gesamtfettzufuhr pro Tag auf etwa 60 bis 80 g reduzieren und Röstprodukte soweit als möglich meiden.

Diät bei Lebererkrankungen

Die Ansicht über den Wert einer Diät, sowohl bei akuten als auch bei chronischen Lebererkrankungen, hat sich aufgrund neuerer Untersuchungsergebnisse im Laufe der letzten Jahre geändert. Der Kranke mit einer **akuten Hepatitis, chronischen Hepatitis** und **Leberzirrhose** kann grundsätzlich alles essen, was ihm keine Beschwerden bereitet. Gemieden werden muß lediglich Alkohol. Da es jedoch, insbesondere bei chronisch Leberkranken, nach der Nahrungsaufnahme relativ häufig zu Beschwerden im Bauchraum, Blähungen und gelegentlich auch Durchfällen kommt, sollten Speisen, die nach der allgemeinen Erfahrung relativ häufig zu Beschwerden führen, gemieden werden. Dies sind insbesondere sehr fetthaltige oder in Fett gebackene Speisen, grobes Gemüse, insbesondere Kohlge-

müse, Hülsenfrüchte und rohes Steinobst.
– Die Menge an Nährstoffen und das Verhältnis der Nährstoffe zueinander sollte der einer üblichen, den Bedarf an Vitaminen, Mineralstoffen und Eiweiß ausreichend deckenden Vollkost entsprechen. Entgegen früherer Ansicht wird heute auf eine über dem Bedarf liegende Eiweißzufuhr, etwa in Form von Milcheiweiß, keinen Wert mehr gelegt. Der Eiweißbedarf des chronisch Leberkranken liegt nicht höher als der des Lebergesunden und ist mit 0,8 g pro Kilogramm Körpergewicht voll gedeckt.

Wie bereits besprochen, verringert sich bei der fortgeschrittenen Leberzirrhose die Fähigkeit der Leber, sowohl mit der Nahrung aufgenommene als auch im Körper entstehende Giftstoffe abzubauen. Da beim Abbau des Nahrungseiweißes in der Leber zu entgiftende Substanzen entstehen, muß die Eiweißzufuhr bei der fortgeschrittenen Leberzirrhose reduziert werden. Die Menge an Eiweiß, die der Kranke täglich noch aufnehmen darf, muß vom behandelnden Arzt ermittelt werden. Die Erfahrung hat gezeigt, daß Milch- und Eiereiweiß in dieser Phase der Leberzirrhose vom Kranken am besten toleriert werden, während sich Vergiftungserscheinungen (Leberkoma) dann eher einstellen, wenn Fisch als Eiweißquelle dient. Das Muskelfleisch von Schlachttieren nimmt eine Mittelstellung ein.

Die **Fettleber** bildet sich in vollem Umfange zurück, wenn die auslösende Ursache der vermehrten Fetteinlagerung in die Leber beseitigt wird. Dies bedeutet strenge Alkoholkarenz bei der alkoholischen Fettleber bzw. Normalisierung des Körpergewichtes dann, wenn sich die Fettleber im Rahmen einer allgemeinen Fettsucht entwickelt hat. Es konnte weiterhin nachgewiesen werden, daß die Mobilisierung des Fettes in der Leber dann schneller erfolgt, wenn der Kohlenhydratanteil der Nahrung, insbesondere der Gehalt an Zucker, niedrig ist und wenn als Nahrungsfette vorwiegend solche mit einem hohen Anteil an mehrfach ungesättigten Fettsäuren, wie Distelöl, Maiskeimöl, Sonnenblumenöl, und daraus hergestellte Margarinesorten aufgenommen werden.

Diät bei Erkrankungen der Bauchspeicheldrüse (Pankreatitis)

Bei der **akuten Pankreatitis** sind besonders strenge diätetische Maßnahmen erforderlich. Je nach Schwere des Krankheitsbildes darf in der Anfangsphase weder Nahrung noch Flüssigkeit aufgenommen werden. Daran anschließend erhält der Patient eine vorwiegend aus Kohlenhydraten bestehende Nahrung, so z. B. Weißbrot mit Marmelade, gesüßten Tee und aus Stärkepulver, Zucker und Fruchtaroma hergestellte Puddings. Daran anschließend wird Eiweiß zugelegt und erst nach völliger Normalisierung der Laborwerte Fett, beginnend mit einer Tagesmenge von 20 bis 40 g. Während der Sinn der diätetischen Behandlung bei der akuten Pankreatitis darin besteht, das erkrankte Organ nicht zur Produktion von Bauchspeichel anzuregen, es also zu schonen, liegt dem diätetischen Vorgehen bei der **chronischen Pankreatitis** eine andere Überlegung zugrunde. Wie bereits ausgeführt, kommt es bei der fortgeschrittenen chronischen Pankreatitis zu einem weitgehenden Untergang des Bauchspeicheldrüsengewebes und somit zu einer starken Verringerung des für die Verdauung wichtigen Bauchspeichels. Die Nährstoffe, insbesondere das Fett und die fettlöslichen Vitamine, werden in diesem Krankheitsstadium unzureichend ausgenutzt und in großer Menge mit dem Stuhl ausgeschieden. Gleichzeitig stellen sich bei den Kranken erhebliche Beschwerden in Form von Völlegefühl, Schmerzen im Unterbauch und Durchfälle ein. Die Diät muß auf die verminderte Leistungsfähigkeit der Bauchspeicheldrüse abgestimmt sein. Da insbesondere das Nahrungsfett schlecht verdaut wird, bedeutet dies eine dem Stadium der Erkrankung angepaßte Verringerung des Nahrungsfettes. Auch hier muß, ähnlich wie bei der Eiweißzufuhr im fortgeschrittenen Stadium der Leberzirrhose, der behandelnde Arzt die Menge des täglichen Nahrungsfettes angeben. 70 bis 80 g pro Tag sollten im allgemeinen nicht überschritten werden. Es ist weiterhin zu berücksichtigen, daß auch ohne Erhitzen flüssige Fette (Öle) und solche mit einem hohen Anteil an mehrfach ungesättigten Fettsäuren von den Kranken besser ausgenutzt werden, als bei Zimmertemperatur feste Fette oder solche, die überwiegend aus gesättigten Fettsäuren bestehen.

In seltenen Fällen bereitet es Schwierigkeiten, den Energiebedarf bei Kranken mit fortgeschrittener chronischer Pankreatitis ausreichend zu decken. Hier besteht die Möglichkeit, mit einem besonderen, für diätetische Zwecke hergestellten Fett (mct, ein Fett mittelkettiger Fettsäuren), welches auch bei einem hochgradigen Mangel an Bauchspeichel noch ausreichend verdaut wird, dem Kranken Energie zuzuführen. Dieses in Deutschland unter dem Handelsnamen CERES-Öl und CERES-Margarine erhältliche Fett darf nicht erhitzt werden, sondern muß der zubereiteten Speise zuletzt zugesetzt oder als Streichfett benutzt werden.

mct-Fett als Margarine oder Öl können Sie bestellen bei:

Union
Deutsche Lebensmittelwerke GmbH
Postfach 51 10 20
2000 Hamburg 50

Diätvorschläge für die eiweißarme Kost

Muß als Folge einer fortgeschrittenen Leberschädigung auf Grund ärztlicher Anordnung die Eiweißzufuhr reduziert werden (siehe Vorwort Seite 13), so ist eine vorwiegend ovo-lacto-vegetabile Kost angezeigt. Das heißt: Die Kost soll als Eiweißquelle hauptsächlich Milchprodukte und Eierspeisen enthalten. Gelegentliche Gaben von Fleisch sind erlaubt, wie aus den angeführten Beispielen zu sehen ist.

Die erlaubte tägliche Eiweißmenge muß vom Arzt ermittelt werden.
Sie kann 60 oder 40 g im Tagesdurchschnitt betragen.
Vielfach wird dafür eine Kartoffel-Ei-Diät verordnet, deren Richtlinien aus speziellen Diätanweisungen zu entnehmen sind.
In Fachgeschäften gibt es eiweißarme Produkte wie Brot, Nudeln, süßes Gebäck oder Spezialmehle, wenn Sie selbst backen wollen.
Nähere Informationen wird Ihnen Ihr Arzt oder das Krankenhaus vermitteln.
Die folgenden Tagespläne sind für eine erlaubte Eiweißmenge von 60 oder 40 g täglich ausgearbeitet.
Die Speisen und Gerichte können gegen solche ausgetauscht werden, die einen ähnlichen Eiweißgehalt haben. Beachten Sie bitte den Vermerk „eiweißarm" bei den Rezepten.

Diätpläne

Tagesbeispiel für eine eiweißarme Kost
(mit 60 g Eiweiß im Tagesdurchschnitt)

		Eiweiß in g
1. Frühstück	schwarzer Tee **oder** Kräutertee	0
	1 Scheibe Mischbrot (50 g)	3
	1 Brötchen	3
	2 TL Butter oder Margarine (10 g)	0
	2 EL Konfitüre, Honig oder Gelee (30 g)	0
	2 EL Speisequark (20% F.i.Tr.)	
	oder Hüttenkäse (60 g)	8
2. Frühstück	1 großer Apfel	
	oder 1 Birne (200 g)	0
Mittagessen	klare Brühe mit Nudeln,	
	siehe Seite 26	2,6
	Gemüse-Pizza, **Rezept Seite 52**	20
	Gemischter Blattsalat mit milder Salatsoße,	
	siehe Seite 66	1
	Gedünstete Früchte in Gelee,	
	Rezept Seite 74	1
Nachmittag	schwarzer Tee **oder** Kräutertee	0
	1 Stück Vollkornbiskuit	
	oder Gebäck aus Quark-Öl-Teig	3,3
	aus den Rezepten Seite 79 und 82	
Abendessen	Lauchgemüse, griechische Art,	
	Rezept Seite 63	4,6
	1 Scheibe Vollkornbrot (50 g)	3,5
	2 TL Butter oder Margarine (10 g)	0
	50 g gekochter Schinken	
	oder 50 g Frischwurst **oder** 30 g Schnittkäse	10
	F 65 g KH 250 g kcal 1875 kJ 7850	60

Tagesbeispiel für eine eiweißarme Kost

(mit 40 g Eiweiß im Tagesdurchschnitt)

		Eiweiß in g
1. Frühstück	schwarzer Tee **oder** Kräutertee	0
	2 Scheiben eiweißarmes Brot, **Rezept Seite 84**	0
	2 TL Butter oder Margarine (10 g)	0
	1 EL Konfitüre oder Gelee (20 g)	0
2. Frühstück	1 Becher Joghurt (150 g)	7,5
	1 Scheibe Knäckebrot (10 g)	1
Mittagessen	Kressesalat, **Rezept Seite 69**	1
	Auberginengratin, **Rezept Seite 51**	11
	3 eigroße Kartoffeln (180 g)	3
	1 Portion grüner Salat	0,5
	1 Portion Kompott	1
Nachmittag	schwarzer Tee **oder** Kräutertee	0
	5 Stück Butterkeks, **Rezept Seite 80**	5
Abendessen	Kräutertee **oder** Fruchtsaft	0
	2 Scheiben eiweißarmes Brot	0
	2 TL Butter oder Margarine (10 g)	0
	1 Scheibe magerer Schinken (40 g)	8
	oder 2–3 Scheiben fettarme Wurst	
	1–2 Tomaten (100 g)	1
	oder 100 g Gurke oder Radieschen	
	1 Banane (100 g)	1
	F 61 g KH 220 g kcal 1660 kJ 6950	40

Diät während und nach akuter Pankreatitis und akuter Gallenwegserkrankung

An Tagen mit strenger Diät ist es besonders wichtig, **alle Vorschriften** des Arztes einzuhalten!

Als erstes kann Tee, Zwieback oder altbackenes Weißbrot, eventuell leicht getoastet, mehrmals täglich angeboten werden.

Babygemüse aus dem Glas, vor allem Karotten, mit fettarmer Brühe aufgekocht, eignet sich als Suppe zur Hauptmahlzeit, Obstpüree im Gläschen als Zwischenmahlzeit.

Alle Speisen müssen ohne Fett zubereitet werden. Reis, Nudeln, Kartoffeln und Gemüse sollten in der ersten Phase weicher als gewohnt gekocht werden, um deren Bekömmlichkeit zu erhöhen.

Meist sind schon kleine Portionen ausreichend, eventuell können einige Gerichte auf 2 Mahlzeiten verteilt werden.

Empfehlungen für die Zubereitung der Aufbaukost nach dem akuten Stadium

Für **Suppen** nehmen Sie fettfreie oder sehr fettarme Gemüse- oder Fleischbrühe, dazu eventuell noch etwas Magermilch. Als Suppeneinlage dienen Hafer- und Haferschmelzflocken, Reis, Suppennudeln, Grieß und zartes Gemüse (Karotten, Blumenkohl, Brokkoli, Spargelspitzen, junger Blattspinat oder Schwarzwurzeln), eventuell püriert. Würzen Sie mild mit Salz, etwas Suppenwürze und frischer, fein gehackter Petersilie.

Für **Soßen** wird eine fettfreie Brühe (Gemüse- oder Fleischbrühe) mit Mehl, Speisestärke oder Haferschmelzflocken gebunden. (Zubereitung siehe helle Grundsoße Seite 32.) Würzen dürfen Sie mit Kräutern, Tomatenmark, eventuell Senf oder Kapern. Eine Fettzugabe in Form von Butter, Margarine oder Sahne sollte vorerst ganz entfallen.

Nehmen Sie nach strengsten Diät-Tagen zuerst nur kleine Portionen von 50 bis 100 g magerstem **Fleisch und Geflügel** (Hähnchen oder Poularde, ohne Haut). Das Fleisch sollte nur gekocht oder gedünstet werden, die Soße fettfrei gehalten sein. Weitere Tips zum Kochen und Sieden von Fleisch finden Sie auf Seite 41.

In den ersten Diät-Tagen ist gekochtes und gedünstetes **Gemüse** erlaubt – es muß jedoch fettfrei zubereitet werden. Karotten, Zucchini, Blumenkohl, Brokkoli, Spargel, Sellerie, junger Spinat oder Schwarzwurzeln sollten sehr weich gekocht und eventuell mit Haferschleimflocken, Mehl oder Speisestärke gebunden werden. Zugabe von Salz und Kräutern ist erlaubt. Verwenden Sie möglichst frisches, junges Gemüse. Wenn Sie Tiefkühlgemüse nehmen, muß es ohne weitere Zusätze sein.

Kochen Sie **Salzkartoffeln** oder **Pellkartoffeln,** nehmen Sie am besten mehlig kochende Sorten wie Ilona, Bintje oder Irmgard. Für eine Portion benötigen Sie ungefähr 100 bis 150 g Kartoffeln. Für **Kartoffelschnee** drücken Sie die frisch gekochten Kartoffeln durch ein feines Sieb direkt auf den vorgewärmten Teller. Für **Kartoffelbrei** (Püree) verrühren Sie 100 bis 150 g frisch gekochte, gepreßte Kartoffeln mit 50 bis 60 ml heißer Magermilch und einer Prise Salz. In den ersten Tagen der Diät darf noch kein Fett zugegeben werden.

Später können Sie dem Gemüse und Kartoffelbrei Diätmargarine oder, wenn erlaubt, Butter zufügen.

Kochen Sie **Reis** und **Nudeln** (zuerst keine Vollkornprodukte) etwas weicher als sonst, das heißt, verlängern Sie die Kochzeit um etwa 5 Minuten. Wärmen Sie gekochten Reis oder Nudeln ohne Fettzugabe in einem Sieb über Wasserdampf auf.

Aus **Obst** können Sie fettfreie und abwechslungsreiche **Desserts** und **Zwischenmahlzeiten** zubereiten. Dazu passen **Zwieback, Knäckebrot** oder **einfache Kekse.** Haferknusperflocken (z. B. Haferfleks) oder Cornflakes sind fettarm und eignen sich zum Bestreuen von Kompott, Obstmus oder fettarmem Joghurt oder fettarmem Fruchtjoghurt.

Für Obstmus aus Äpfeln, Birnen, Pfirsichen oder Aprikosen pürieren Sie die geschälten, weich gekochten Früchte. Sie können ein Stückchen Zimtstange oder Zitronenschale mitdünsten, die Gewürze müssen vor dem Pürieren entfernt werden. **Leichtes Zuckern** ist erlaubt, Eischnee oder Sahne sollten in den ersten Tagen jedoch nicht zugegeben werden.

Für **Kompott** eignen sich vor allem **Äpfel, Birnen, Aprikosen, Pfirsiche, Kiwis** oder **Kirschen.** Im Sommer, wenn diese Obstsorten gleichzeitig auf dem Markt sind, können Sie daraus ein wohlschmeckendes, gemischtes Kompott herstellen.

Bananen, im Ganzen oder zerdrückt, mit etwas Zitronensaft beträufelt, sind besonders empfehlenswert.

In den ersten Tagen sollten Sie fettarme Milch und fettarmen Joghurt bevorzugen. Fruchtsäfte mit Haferschmelzflocken sind ein stärkendes, willkommenes Getränk als Zwischen- oder Spätmahlzeit zur Nacht.

Wählen Sie nach ärztlicher Erlaubnis und nach eigenem Befinden später die Gerichte aus dem Rezeptteil.

Die Diätpläne sind für die ersten Tage der akuten Erkrankung mit einem empfohlenen Übergang zur leichten Vollkost.

Eine leichte Vollkost sollte bei Erkrankung der Verdauungsorgane dann über längere Zeit eingehalten werden.

Diätpläne und Empfehlungen

Diätplan für das akute Stadium
(bei akuter Pankreatitis und akuter Gallenwegserkrankung)

1. Frühstück   Tee, Zwieback

Vormittag und
Mittagessen   jeweils 1 Tasse Schleimsuppe mit Zwieback oder Knäcke-
                          brot

Nachmittag   Tee, Zwieback oder Toastbrot, eventuell mit Apfel- oder
                          Himbeergelee

Abendessen   Schleimsuppe
                          Toastbrot, eventuell mit 1 TL Butter oder Margarine (5 g)

zur Nacht   Tee, Zwieback

Beispiele:

Tee: dünner, schwarzer Tee, eventuell mit Milch
                          Kräutertee, verschiedene Sorten im Wechsel, eventuell mit
                          etwas Kümmel oder Fenchel (Kamille, Pfefferminz, Salbei)

Schleimsuppe: passierte Hafer- oder Reisschleimsuppe, leicht gesalzen
                          oder mit Suppenwürze oder fettarmer Brühe zubereitet

Brot und Zwieback: einfacher Zwieback, später Vollkornzwieback oder Weizen-
                          knäckebrot
                          oder Weißbrot, Vollkorntoast und Brötchen vom Vortag,
                          später dünn mit Butter oder Margarine bestrichen

Erweitern Sie diesen Diätplan nach ärztlicher Erlaubnis und eigenem Empfinden so bald
als möglich.

Diätplan für eine Aufbaukost

nach akuter Pankreatitis und akuter Gallenwegserkrankung

1. Frühstück
leichter schwarzer Tee **oder** Kräutertee
1 Scheibe Toastbrot (30 g)
oder 1 Brötchen (altbacken)
1 TL Butter oder Margarine (5 g)
1 EL Gelee, Konfitüre oder Honig (20 g)

2. Frühstück
1 Becher Magermilchjoghurt
1 Scheibe Knäckebrot (10 g)
oder
1 Banane

Mittagessen
200 ml fettarme Brühe mit Gemüse, Reis oder Nudeln
100 g gedünstetes Fleisch **oder** Puten- oder Hühnerbrust
mit 150 g fettfrei zubereitetem Gemüse
Kartoffelbrei oder Reis oder Nudeln (fettfrei zubereitet)
Apfelkompott
oder Vanillepudding mit Magermilch

Nachmittag
leichter schwarzer Tee **oder** Kräutertee
3–4 Kekse
oder
1 Scheibe Knäckebrot (10 g)
mit 1 EL Quark und Gelee
oder
1 Scheibe Toastbrot mit
1 TL Butter oder Margarine (5 g)

Abendessen
Kräutertee
1–2 Scheiben Toastbrot
50 g Lachsschinken
oder sehr magerer Kochschinken
oder 30 g Doppelrahmfrischkäse
oder 2 EL Hüttenkäse (50 g)

zur Nacht
eventuell 1 Portion Kompott

Diätplan einer leichten Vollkost
nach akuter Pankreatitis und akuter Gallenwegserkrankung

1. Frühstück

schwarzer Tee mit Milch **oder** Kräutertee
2 Scheiben Vollkorntoast oder 1 Brötchen
1 Scheibe Knäckebrot (10 g)
2 TL Butter oder Margarine (10 g)
2 EL Magerquark oder Hüttenkäse (50 g)
1 EL Gelee, Konfitüre oder Honig (10 g)

2. Frühstück

Obst nach Wahl
oder Kompott
oder 1 Becher Joghurt, eventuell Fruchtjoghurt

Mittagessen

fettarme Suppe **aus den Rezepten Seite 26 bis 31**
oder
1 Portion frischer Blattsalat
1 Fleisch-, Fisch- oder Geflügelgericht **aus den Rezepten
Seite 36 bis 49** mit dem Vermerk „fettarm"
200 g Gemüse nach Wahl, fettarm zubereitet
Salz- oder Pellkartoffeln oder Kartoffelbrei
oder Reis **oder** Nudeln
Dessert **aus den Rezepten Seite 72 bis 77**
mit dem Vermerk „fettarm"
oder Kompott oder Obst

Nachmittag

schwarzer Tee mit Milch **oder** Kräutertee
Vollkornbiskuit **oder** Gebäck aus Quark-Öl-Teig
aus den Rezepten Seite 78 bis 85

Abendessen

Kräutertee **oder** Fruchtsaft
2 Scheiben Vollkornbrot
mit fettarmem Brotbelag **(siehe Seite 90)**
1–2 Tomaten
oder Radieschen **oder** Essiggurken
eventuell 1 Becher Joghurt
oder Obst nach Wahl
oder Kompott

Heute kocht man anders

Neben den bekannten Kochgeräten, wie Topf und Pfanne, werden in der heutigen Zeit vermehrt Geräte angeboten, die das Ausprobieren wert sind.

- Schmackhaft und schonend können Sie in **Alufolie, Bratbeuteln** und **Gefrierkochbeuteln** garen.

- **Römertopf** und **Teflonpfanne** ermöglichen es Ihnen, fettfrei oder fettarm zu braten.

- **Grillen** ist dem Braten in Fett vorzuziehen. Neben den kleinen Grillgeräten für die Küche gibt es Tischgrills, die es leichtmachen, auch mit Freunden fettarme, schmackhafte Gerichte zu genießen.

- Wenn Sie den **Dampfdrucktopf** benützen, sparen Sie nicht nur Zeit, sondern schonen auch die Vitamine.

- Haben Sie Gäste, eignet sich der **Fonduetopf** (aber nur Brühefondue) oder ein **Wok,** um Neues auszuprobieren.

- Zum Garen im Dampf gibt es neben speziellen **Dampftöpfen** oder Töpfen mit **Siebeinsätzen** auch verstellbare Siebeinsätze. Bei Edelstahltöpfen mit gut schließenden Deckeln ist wenig Flüssigkeit oft ausreichend. Der aufsteigende Dampf schlägt sich am Deckel nieder, tropft ab und vermischt sich wieder mit dem Kochgut, was letzten Endes den Geschmack erheblich verbessert.

- Denken Sie auch an **Altbewährtes:** Langsames Kochen oder Dünsten (mit wenig Flüssigkeit, bei schwacher Hitze) erhöht oft die Bekömmlichkeit der Speisen und verbessert den Geschmack.

- **Reste** sollten Sie möglichst meiden. Wenn Sie trotzdem einmal etwas übrig haben, dann bewahren Sie es peinlich sauber, abgedeckt und kühl auf. Bei der weiteren Zubereitung müssen Sie ohne jegliche Verunreinigung (Küchengeräte) arbeiten und die Speise gründlich erwärmen.

- **Vorsicht bei Tiefgefrorenem!** Gefriergut ist bei unzureichender Handhabung bakteriell in weitaus größerem Maße belastet als normal zubereitete Frischkost, vor allem ist dies nicht mit bloßem Auge sichtbar. Gefrorene Speisen können durch fehlerhafte Gefriergeräte, unterbrochene Kühlketten, nicht einwandfreie Lebensmittel und beschädigte Gefrierverpackungen leicht verderben.

Wissenswertes über hochwertige Öle

Gerade bei einer fettarmen Kost, zum Beispiel bei chronischer Pankreatitis, sollten Sie Fette und Öle mit einem hohen Anteil an mehrfach ungesättigten Fettsäuren bevorzugen. Diese Öle sollten Sie am besten als Salatöl verwenden und möglichst wenig erhitzen.

Distelöl
– aus den Früchten der Färberdisteln
– leicht herber Geschmack

Kürbiskernöl
– aus den Kernen des Kürbis
– starker Eigengeschmack

Kürbiskernöl ist ein dunkles, fast schwarzes Salatöl, das nur verdünnt mit anderem Öl an die Gerichte gegeben werden sollte.

Leinöl
– aus den Samen des Flachses beziehungsweise der Leinpflanze
– starker Eigengeschmack

Leinöl reagiert mit Sauerstoff (es oxidiert) und sollte deshalb möglichst schnell verbraucht werden.

Maiskeimöl
– aus den Keimen des reifen Maiskorns
– kein ausgeprägter Eigengeschmack

Sojaöl
– aus den ölhaltigen Sojabohnen
– leichter Eigengeschmack

Sonnenblumenöl
– aus den Samen der Sonnenblumen
– leichter Eigengeschmack

Traubenkernöl
– aus den getrockneten Kernen der Weintrauben
– starker Eigengeschmack

Walnußöl
– aus reifen Walnußkernen
– feines Nußaroma

Man nimmt Walnußöl für feine, erlesene Salate.

Weizenkeimöl
– aus den ölhaltigen Keimen des Weizens
– angenehm getreideartiger Geschmack

Abkürzungen:	
EL	= Eßlöffel
TL	= Teelöffel
Pr.	= Prise
Msp.	= Messerspitze
St.	= Stück
l	= Liter
ml	= Milliliter (ccm)
g	= Gramm
E	= Eiweiß
F	= Fett
KH	= Kohlenhydrate
kcal	= Kilokalorien
kJ	= Kilojoule

Jetzt wird gekocht

Was Sie vorher wissen sollten:

- Die Mengen gelten für 1 Person, falls nicht anders angegeben. Dies gilt nicht für Backwaren.
- Die **Nährwertangaben** beziehen sich immer auf **1 Portion** oder 1 Stück.
- Die in den Rezepten angegebenen Mengen sind der **kochfertige Anteil:** Obst und Gemüse ohne Schale und Kerne, Fleisch ohne Knochen, befreit von Häuten, Sehnen und sichtbarem Fett.
- Zum Würzen können Sie beliebig Zitronensaft, frische oder getrocknete Kräuter oder andere Gewürze als angegeben nehmen. Salz sollten Sie jedoch immer sparsam verwenden. Suppenwürze und Brühwürfel sind erlaubt.
- Geben Sie frische Kräuter immer erst zuletzt an die Gerichte. Kräuter müssen nicht immer fein gehackt werden. Zarte Blättchen (Petersilie, Kerbel, Basilikum) sehen auch hübsch aus, wenn sie zuletzt – frisch gezupft – auf die Speisen gestreut werden.
- Gehen Sie sparsam mit Fett um. Nehmen Sie Butter, hochwertige Margarine oder Öl, wenn erlaubt, in seltenen Fällen das vom Arzt empfohlene mct-Fett.
  Nur wenn erlaubt, sollten Sie Sahne oder Crème fraîche zum Kochen einsetzen.

- Wenn Sie Eier nicht vertragen, sollten auch Soßen, Suppen oder Desserts nicht mit Eigelb legiert werden.
- Bei Alkoholverbot sind Wein, Schnaps oder Likör auch nicht zum Kochen oder Verfeinern der Speisen geeignet.
- Der Rezeptteil enthält Rezepte für die leichte Vollkost. Rezepte für die eiweiß- und fettarme Diät sind besonders ausgewiesen.

Praktische Mengenangaben:

1 Tasse Flüssigkeit $= 125$ ml $= ^1/_8$ l
1 kleiner Apfel $= 100$ g
1 mittelgroße Orange, geschält $= 130$ g
1 Kartoffel, hühnereigroß $= 60$ g
1 EL Öl $= 10$ g
1 gehäufter EL Mehl, Grieß, Zucker, gefüllt in Großmutters Besteck $= 30$ g
1 gehäufter EL Mehl, Grieß, Zucker, gefüllt in modernes Eßbesteck $= 20$ g
1 TL Öl oder
1 gehäufter TL Mehl, Grieß, Zucker $= 5$ g
$^1/_2$ Hotelpäckchen Butter $= 10$ g

Suppen

Für Suppen können Sie frisch zubereitete Fleisch- oder Knochenbrühe oder Instant-Rinder- oder Hühnerbrühe, eventuell auch Fischsud nehmen.

Die Brühe sollte immer **fettarm** sein. Hier einige Tips, wie Sie eine Brühe, auf der Fettaugen oder eine Fettschicht schwimmen, entfetten können.

Legen Sie dazu auf die heiße Flüssigkeit Küchenkrepp zum Aufsaugen des Fettes. Bei kalter Brühe können Sie das erstarrte Fett mit einem Schaumlöffel abheben oder die kalte Brühe durch ein Sieb gießen, wobei die Fettstückchen zurückbleiben.

> Für die **fleischlose** und die **eiweißarme Kost** nehmen Sie Gemüsebrühe (frisch zubereitet oder Instant), Milch oder Magermilch, eventuell mit Wasser oder Gemüsebrühe gemischt.

Suppeneinlagen für $^1/_4$ l klare Brühe

Pro Portion:
20 g Reis (1,4 g Eiweiß)
20 g Nudeln (2,6 g Eiweiß)
20 g Grieß (2 g Eiweiß)
3 kleine Grießnockerl (3,5 g Eiweiß), (Rezept siehe rechts)
15 g Haferflocken (2,8 g Eiweiß)
50–100 g Gemüse, z. B. Karotten, Zucchini, Sellerie (etwa 1 g Eiweiß)

wenn Sie Eier vertragen:
1 Eigelb (3 g Eiweiß)
1 Ei für einen Eiereinlauf (7 g Eiweiß)

Zum Würzen:
neben Suppenwürze Salz, Muskat, Hefepaste, eventuell etwas Pfeffer und reichlich frische Kräuter, vor allem Petersilie und Schnittlauch.

Grießnockerl

Die ganze Portion enthält:

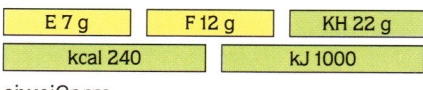

E 7 g	F 12 g	KH 22 g
kcal 240		kJ 1000

eiweißarm

Als Suppeneinlage für 2 Portionen

Als Beilage zu Fleischgerichten für 1 Portion

60 ml Milch
1 TL Butter oder Margarine (5 g)
25 g Grieß
1 Eigelb
1 Pr. Muskat
1 Pr. Salz

Die Milch mit Butter oder Margarine zum Kochen bringen. Den Grieß einstreuen und so lange rühren, bis sich der Teig als Kloß vom Topfboden löst. Den Topf vom Feuer nehmen. Das Eigelb, Muskat und Salz unterrühren. 1 bis 2 Minuten quellen lassen, dann mit nassen Teelöffeln 6 kleine Nokkerl oder mit Eßlöffeln 2 große Nocken abstechen. In Salzwasser 10 Minuten kochen lassen. Ab und zu etwas kaltes Wasser nachgießen, so werden die Nockerl besonders groß und locker. Große Nocken noch etwa 5 Minuten nachziehen lassen. Die Nockerl aus dem Kochwasser nehmen und nach Belieben in Brühe eventuell mit Schnittlauch oder als Beilage anrichten.

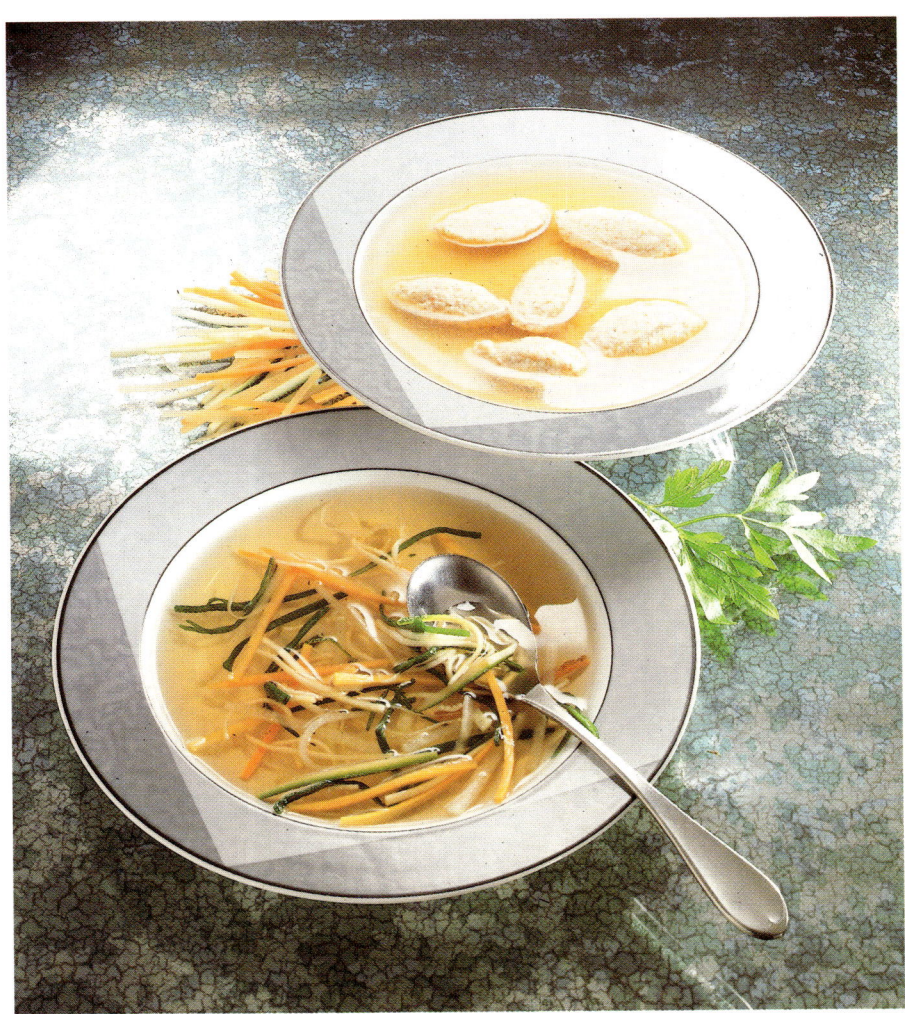

Rindfleischbrühe mit Spinat

E 4,4 g	F 0,3 g	KH 17 g
kcal 90		kJ 380

fettarm

150 ml entfettete Rindfleischbrühe
(siehe Zubereitungstips Seite 26)
100 g zarte Spinatblättchen
3–4 Tropfen Zitronensaft
1 Pr. Suppenwürze

Zum Anrichten:
Tomatenscheiben oder
halbierte Kirschtomaten
Croûtons von 1 Scheibe Weißbrot (25 g)

Die Brühe zum Kochen bringen und die Spinatblättchen einlegen. Zarte, junge Blätter nur 1 Minute leicht köcheln lassen. Gröbere Blätter vorher etwas klein schneiden und 3 bis 4 Minuten garen. Die Suppe mit Zitronensaft und Würze abschmekken und beliebig mit Tomaten und Brotcroûtons anrichten.

Tip

Brotcroûtons können Sie **fettarm herstellen,** indem Sie die Scheiben toasten und danach in Würfel (Croûtons) schneiden – oder Brotwürfel in einer beschichteten Pfanne ohne Fettzugabe rösten. Vollkorntoast oder helles Mischbrot eignet sich auch gut für Croûtons.

Bündner Gerstensuppe

E 15 g	F 17 g	KH 44 g
kcal 400		kJ 1675

50 g Gerstengraupen
50 g magerer Räucherschinken, roh,
in kleinen Würfeln
100 g Suppengemüse
(Karotten, Sellerie, Lauch),
in kleinen Würfeln
$^1/_2$ l entfettete, milde Brühe
1 Pr. Muskat oder Pfeffer
1 TL Schnittlauch, geschnitten

Die Gerstengraupen über Nacht in einer Tasse mit Wasser einweichen.

Dann mit dem Einweichwasser, dem Räucherschinken und dem Suppengemüse in die Brühe geben. Langsam zum Kochen bringen und etwa 30 Minuten garen. Bei starkem Einkochen etwas Wasser nachfüllen. Erst zuletzt würzen und mit Schnittlauch bestreuen.

Die Menge ist **ausreichend als Hauptgericht.** Als **Suppe** vor einer Mahlzeit genügt die **halbe Portion.**

Tip

Die Suppe eignet sich gut zum Einfrieren. Kochen Sie sich eine größere Menge davon, die Sie portionsweise einfrieren. Würzen Sie die Suppe erst nach dem Erwärmen. Frische Kräuter sollten immer erst zuletzt darüber gestreut werden.

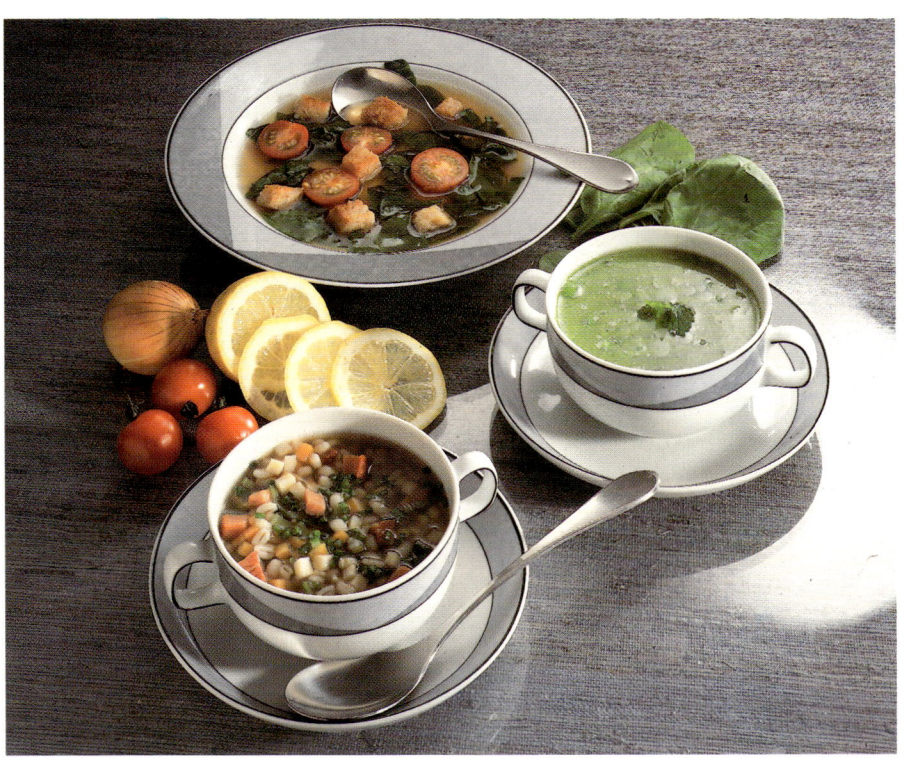

Erbsensuppe mit frischer Minze

E 7 g	F 4 g	KH 15 g
kcal 130		kJ 545

1 TL Butter oder Margarine (5 g)

10 g Zwiebeln, in Würfeln

150 ml entfettete Hühnerbrühe
oder Gemüsebrühe

100 g TK-Erbsen

1 Pr. Salz

1 Pr. Pfeffer

1 TL Zitronensaft

1 EL kleine Minzeblättchen

Die Butter oder Margarine schmelzen und die Zwiebeln darin glasig dünsten.

Die Brühe und die Erbsen (1 Eßlöffel Erbsen zurücklassen) hinzufügen und einmal kurz aufkochen lassen. Dann die Suppe fein pürieren. Mit Salz, Pfeffer und Zitronensaft abschmecken. Mit den übrigen Erbsen und Minzeblättchen dekoriert anrichten.

Zucchinisuppe mit Karotten

E 3,6 g	F 1 g	KH 21 g
kcal 110		kJ 460

eiweißarm und fettarm

50 g Karotten, in feinen Streifen

50 g Zucchini, in feinen Streifen
(= Julienne)

200 ml Gemüse- oder Fleischbrühe

1 Pr. Salz

1 Pr. Muskat

20 g Suppennudeln (Sternchen,
Buchstaben oder Fadennudeln)

1 TL Schnittlauch, geschnitten

Die Karotten und die Zucchini in der Brühe zum Kochen bringen. Mit Salz und Muskat würzen. Die Nudeln in kochendem Wasser 3 bis 4 Minuten vorgaren, dann abseihen und kalt abschrecken. Zur Suppe geben und alles zusammen etwa 5 Minuten köcheln lassen. Zum Servieren mit Schnittlauch bestreuen.

────────── Variationen ──────────

Hier können Sie Gemüse nach Wahl nehmen. Ein Päckchen tiefgefrorenes Suppengrün (50 g) eignet sich auch gut für 1 Portion.
Statt Nudeln können Sie 50 g gekochten Reis in die fertige Suppe geben.

Rhabarber-Erdbeer-Suppe

E 2,1 g	F 0 g	KH 43 g
kcal 185		kJ 775

eiweißarm und fettarm

100 g Rhabarber,
in 1 cm langen Stücken

$1/_8$ l Apfelsaft

1 EL Speisestärke (10 g)

1 TL Zitronensaft

1 Msp. geriebene Schale einer
unbehandelten Zitrone

1 TL Honig oder Zucker (5 g)

100 g Erdbeeren, halbiert

Minze- oder Melissenblättchen

Puderzucker zum Bestäuben

Den Rhabarber im Apfelsaft weich dünsten. Die Stärke mit 2 bis 3 Eßlöffeln Wasser anrühren und die heiße Fruchtsuppe damit binden. Mit Zitronensaft und Zitronenschale und Honig oder Zucker abschmecken. In einem Teller abkühlen lassen. Dann die Erdbeeren dazugeben. Mit Minze- oder Melissenblättchen dekorieren und leicht mit Puderzucker bestäuben, sofort servieren.

────────── Variationen ──────────

Nehmen Sie statt Rhabarber Apfel-, Birnen- oder Pfirsichschnitze oder Aprikosenstückchen. Anstelle der Erdbeeren passen Himbeeren, Heidelbeeren oder Johannisbeeren.

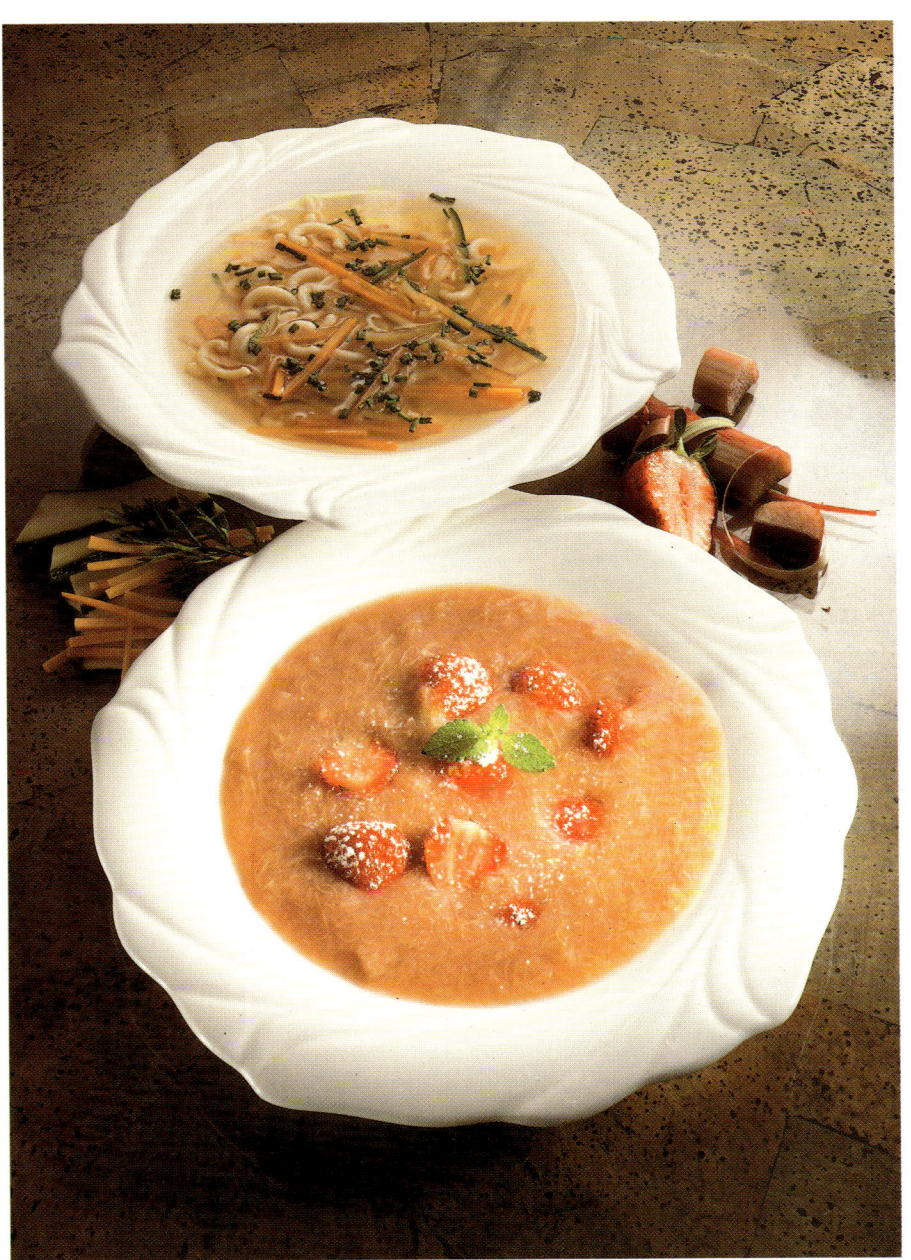

Soßen

Helle Grundsoße

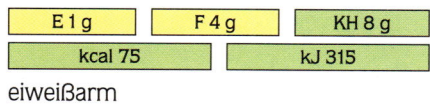

E 1 g	F 4 g	KH 8 g
kcal 75		kJ 315

eiweißarm

---

1 EL Mehl oder Speisestärke (10 g)
$^1/_8$ l milde Brühe, Wasser
oder halb Milch, halb Brühe
1 Pr. Salz, 1 Pr. Suppenwürze

Zum Verfeinern:

1 TL Butter oder Margarine (5 g)
oder 1 EL Sahne (15 g)
oder Crème fraîche (15 g)

Das Mehl mit etwas kalter Flüssigkeit anrühren. Die restliche Flüssigkeit zum Kochen bringen und das angerührte Mehl
einlaufen lassen. Die Soße unter Rühren
kräftig durchkochen lassen. Zuletzt abschmecken und mit Butter, Margarine,
Sahne oder Crème fraîche verfeinern.

> **Für die fettarme Diät** Butter, Marga-
> rine, Sahne oder Crème fraîche weg-
> lassen!

Tip

Zum Würzen können Sie nach Belieben
Muskat, weißen Pfeffer, ein paar Tropfen
Zitronensaft, geriebene Zitronenschale,
Worcester- oder Sojasoße nehmen.

Variationen

Sie können die helle Grundsoße nach Belieben abwandeln, indem Sie fein gehackte Kräuter, Tomatenmark, Kapern,
frisch geriebenen Meerrettich, milden
oder scharfen Senf oder geriebenen Käse
unter die Soße rühren.

Rohe Tomatensoße

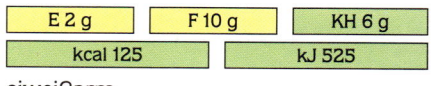

E 2 g	F 10 g	KH 6 g
kcal 125		kJ 525

eiweißarm

---

1 große, reife Fleischtomate (200 g)
1 Knoblauchzehe, gepreßt
1 gehäufter EL Basilikumblätter,
in feinen Streifen
1 EL Sonnenblumenöl
oder Olivenöl (10 g)
1 Pr. Salz, 1 Pr. Pfeffer

Die Tomate mit kochendem Wasser über-
brühen, kalt abschrecken und häuten. An-
schließend quer durchschneiden und die
Kerne entfernen. Das Fruchtfleisch sehr
fein hacken oder pürieren. Knoblauch, Ba-
silikum und Öl unterrühren, die Soße mit
Salz und Pfeffer abschmecken.
Über frisch gekochte weiße oder grüne
Nudeln geben oder zu kaltem Braten oder
Fisch servieren.

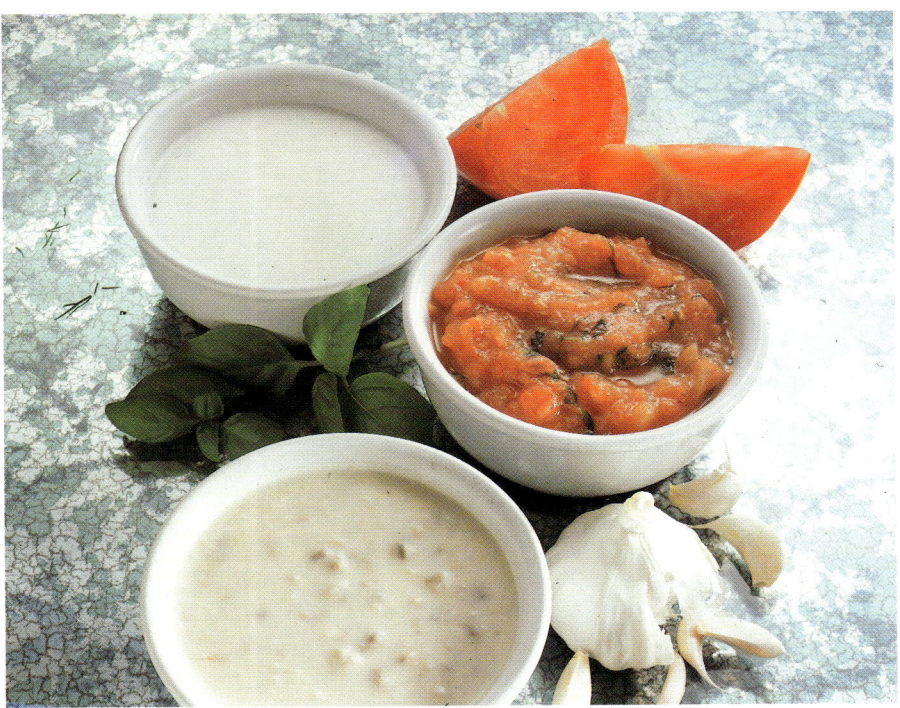

Pilzsoße

E 3,4 g	F 13 g	KH 3,5 g
kcal 150		kJ 630

eiweißarm

10 g getrocknete Pilze (Steinpilze,
Mischpilze oder Champignons)
oder 100 g frische Pilze,
in kleinen Stücken
1 Schalotte, fein gehackt (20 g)
1 EL Butter oder Margarine (10 g)
1 TL Mehl (5 g)
200 ml Gemüse- oder Fleischbrühe
1 Pr. Salz, 1 Pr. Pfeffer
1 EL Sahne oder Crème fraîche (15 g)

Die Trockenpilze in 200 ml Wasser oder Gemüsebrühe etwa 30 Minuten einweichen. Dann abseihen, die Pilze fein hacken und die Brühe als Kochflüssigkeit weiter verwenden.

Die Pilze zusammen mit der Schalotte in Butter oder Margarine andünsten. Mit Mehl bestäuben, die Brühe angießen und unter mehrmaligem Umrühren 5 bis 10 Minuten köcheln lassen. Dann mit Salz und Pfeffer abschmecken und mit Sahne oder Crème fraîche verfeinern.

Würziger Gemüseschaum

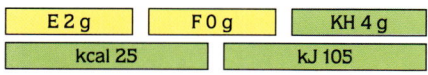

E 2 g	F 0 g	KH 4 g
kcal 25		kJ 105

eiweißarm und fettarm

100 g Gemüse (Kohlrabi, Sellerie,
Karotten, Brokkoli), in kleinen Stücken
100 ml Gemüsebrühe oder Wasser
1 Pr. Salz
1 Pr. Koriander oder Pfeffer
2–3 Tropfen Suppenwürze oder
Sojasoße
nach Belieben einige Tropfen
Zitronensaft
eventuell 1 TL Butter oder
Margarine (5 g)

Das Gemüse in der Brühe weich kochen, dann im Mixer oder mit dem Pürierstab pürieren. Mit Salz, Koriander oder Pfeffer würzen. Zuletzt mit Suppenwürze oder Sojasoße und nach Belieben mit einigen Tropfen Zitronensaft abschmecken. Wenn erlaubt, Butter oder Margarine unterschlagen.

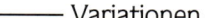
—————— Variationen ——————

Nehmen Sie statt Gemüse frisch gegarte Früchte, zum Beispiel Äpfel, Pfirsiche, Aprikosen, Kiwis oder Mangos. Mit Salz, Sojasoße und Zitronensaft abschmecken.

—————————— Tip ——————————

Würzige Gemüse- oder Fruchtsoßen können Sie in der fett- oder eiweißarmen Diät, nach Belieben abgeschmeckt, zu Reis, Nudeln oder Gemüse reichen. Diese Soßen passen warm oder kalt auch zu Fleisch- und Fischgerichten oder Sülzen.

Wacholder-Sahne-Dressing

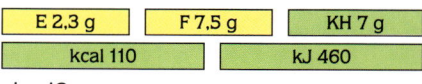

E 2,3 g	F 7,5 g	KH 7 g
kcal 110		kJ 460

eiweißarm

3–4 Wacholderbeeren
75 ml Sahnejoghurt (= $^1/_2$ Becher)
oder Sauerrahm (mit 10% Fett)
1 Pr. Salz
2–3 Tropfen Zitronensaft
$^1/_2$ TL flüssiger Honig

Die Wacholderbeeren zerdrücken, dann mit einem scharfen Messer sehr fein hakken. Unter den Sahnejoghurt oder den Sauerrahm geben. Mit Salz, Zitronensaft und Honig würzen. Das Dressing kurz ziehen lassen, dann nochmals durchrühren und eventuell nachwürzen.

Das Dressing paßt gut zu kaltem Braten, zu Fisch oder Gemüse, zum Beispiel zu rohem oder frisch gekochtem Sauerkraut oder als Grundlage für eine Salatsoße.

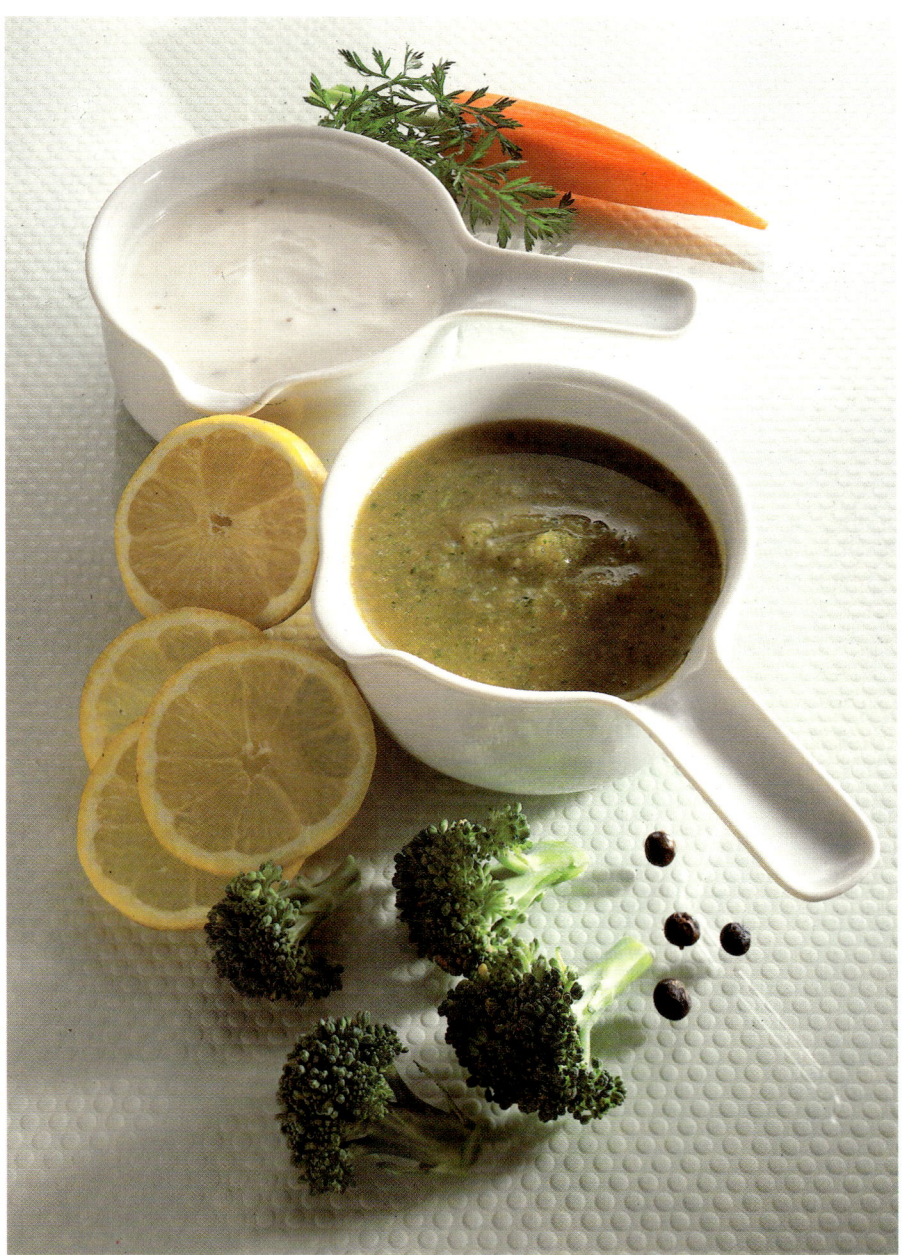

Gerichte mit Fleisch, Geflügel und Wild

Bei der Zubereitung von Fleischgerichten sollten Sie folgendes beachten:

- Nehmen Sie nur frisches, **mageres Fleisch,** oder entfernen Sie vor dem Zubereiten das ganze sichtbare Fett.
- **Gekocht, gedünstet** oder **gegrillt** (aber nicht vom Holzkohlengrill) ist Fleisch am bekömmlichsten.
- Leichtes Anbraten oder Garen im **Römertopf** oder in **Bratfolie** sind erlaubt und können den Speiseplan abwechslungsreicher gestalten.
- Mitgaren von **Gemüsestückchen** (Karotten, Lauch, Sellerie, Petersilienwurzeln, Zwiebeln) und Knoblauch **verbessert den Geschmack.** Nach dem Garen fein püriert oder durch ein Sieb gestrichen, bindet das Gemüse auch die Soßenflüssigkeit.
- Sie können **braune, schmackhafte** Soßen auch herstellen, ohne das Fleisch vorher in Fett anzubraten: Geben Sie dazu das Fleisch mit Kräutern, Wurzelgemüse und etwas Salz in einen Topf, bedecken es mit Wasser und kochen es so lange, bis die Flüssigkeit fast eingekocht ist. Jetzt entfernen Sie Fleisch und Gemüse und lassen die Flüssigkeit noch so lange einkochen, bis sich auf dem Topfboden ein brauner Belag gebildet hat. Gießen Sie dann wieder Flüssigkeit zu und lassen Sie den Ansatz loskochen – auf diese Weise erhalten Sie eine schmackhafte, braune Soße.

Reis-Fleisch-Nocken

E 29 g	F 21 g	KH 23 g
kcal 410		kJ 1720

100 g mageres Hackfleisch (Tatar)
60 g gekochter Reis (= 20 g roh)
1 Ei
1 Pr. Thymian
1 Pr. Salz
1 Msp. geriebene Schale einer unbehandelten Zitrone
1 EL Mehl (10 g) zum Bestäuben

Das Hackfleisch mit dem Reis, dem Ei sowie Thymian, Salz und Zitronenschale mischen und gut verkneten. 4 Nocken (= längliche Klößchen) daraus formen und mindestens 10 Minuten ruhen lassen. Dann leicht mit Mehl bestäuben. Die Nocken im Siebeinsatz über Wasserdampf garen oder im Eintopf oder zusammen mit Gemüse garen.

Tip

Für mageres Hackfleisch können Sie Rinderfilet oder entfettetes, reines Rindfleisch, Kalbfleisch, Hühner- oder Putenbrust nehmen. Am besten pürieren Sie die kleinen Portionen selbst mit einem Püriergerät oder hacken das Fleisch sehr fein mit einem großen, scharfen Messer.

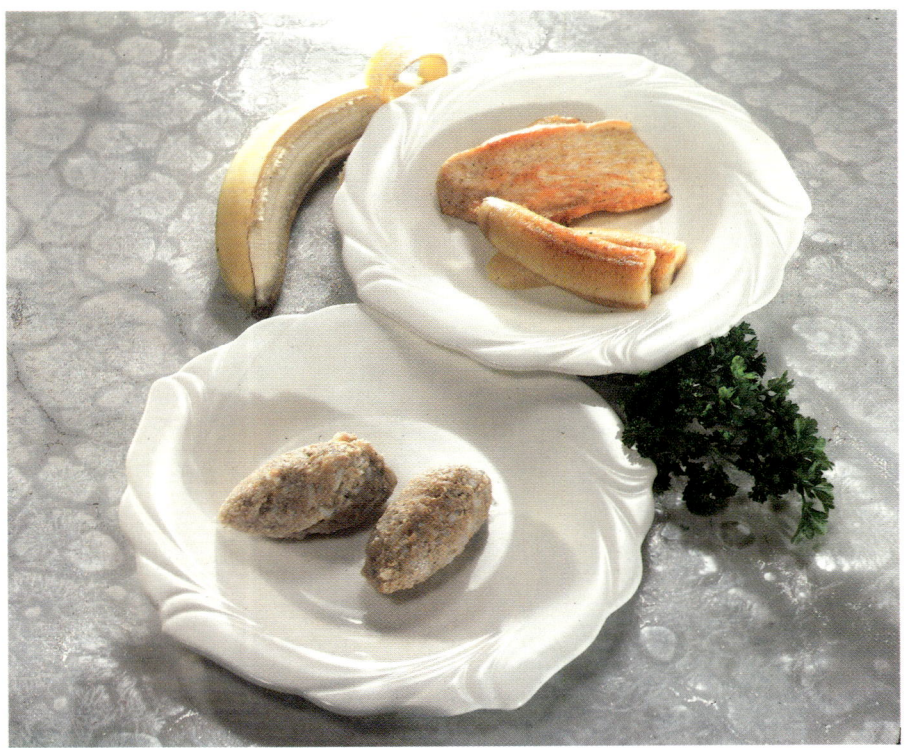

Gegrilltes Schnitzel mit Banane

E 31 g	F 11 g	KH 17 g
kcal 300		kJ 1255

1 Puten- oder Kalbsschnitzel (125 g)

1 EL Öl (10 g)

1 Pr. Salz

$^1/_2$ TL Curry

1 kleine Banane (80 g)

1 TL Zitronensaft

2–3 Zweige krause Petersilie

Das Schnitzel mit Öl bestreichen und schwach salzen. In die heiße Grillpfanne oder unter den Grill legen und von beiden Seiten je nach Dicke 2 bis 3 Minuten grillen. Dann mit Curry würzen und auf einem vorgewärmten Teller oder in Folie gewikkelt nachziehen lassen.

Inzwischen die Banane längs halbieren und von beiden Seiten kurz grillen oder im Pfannenansatz braten. Mit Zitronensaft beträufeln und auf dem Fleisch anrichten. Mit Petersilie garnieren.

Leber auf Apfelgemüse

E 19 g	F 13 g	KH 18 g
kcal 240		kJ 1005

150 g saurer Apfel (Glockenapfel oder Boskop), eventuell mit Schale, in großen Würfeln

1 TL Butter oder Margarine (5 g)

1 Gewürznelke

1 Pr. Salz

100 ml Brühe oder Apfelwein

eventuell 1 TL Apfelessig

2 kleine Scheiben Kalbsleber zu je 50 g

1 TL Öl (5 g)

1/2 TL frische Rosmarinblättchen

1 Pr. Salz

1 Pr. Paprika, edelsüß

Zum Anrichten:

1 kleiner Rosmarinzweig

Tomatenscheiben

oder einige Streifen roter Paprika

Die Apfelwürfel in Butter oder Margarine kurz andünsten. Mit der Nelke und Salz würzen. Brühe oder Apfelwein zugießen und 2 bis 3 Minuten dünsten. Dann eventuell mit Apfelessig abschmecken und warm halten.
Inzwischen die Leber in Öl von beiden Seiten bei mäßiger Hitze braten. Rosmarin mit in die Pfanne legen. Gegen Ende der Garzeit die Leber mit Salz und Paprika würzen. Zusammen mit dem Apfelgemüse anrichten. Nach Belieben mit einem kleinen Rosmarinzweig und Tomaten oder rotem Paprika garnieren.

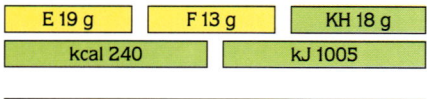

Tip

Rosmarin können Sie auch für den kleinen Haushalt auf der Fensterbank oder dem Balkon ziehen. Wenn Sie die Pflanze im Garten haben, sollte man sie im Winter ins Haus nehmen, um sie vor Frostschäden zu schützen.

Mexikanisches Hackfleisch

E 18 g	F 29 g	KH 36 g
kcal 490		kJ 2050

100 g mageres Hackfleisch vom Rind oder Kalb

1 EL Öl (10 g)

1/2 Zwiebel (20 g), in Würfeln

1 kleine Knoblauchzehe, gepreßt

100 ml heiße Brühe, entfettet

20 g Tomatenmark

1 Pr. Salz

1 Pr. Pfeffer

1 Msp. Zimt

eventuell 1 Msp. Cayennepfeffer

50 g Apfel, in Würfeln

50 g Banane, in Würfeln

25 g Sultaninen

Das Hackfleisch in Öl andünsten, bis es seine rote Farbe verloren hat. Dann die Zwiebeln und den Knoblauch dazugeben und kurz mitbraten. Brühe angießen, mit dem Tomatenmark und den Gewürzen vermengen und zugedeckt etwa 10 Minuten dünsten. Zuletzt die Apfel- und Bananenwürfel sowie die Sultaninen unterheben und abschmecken.

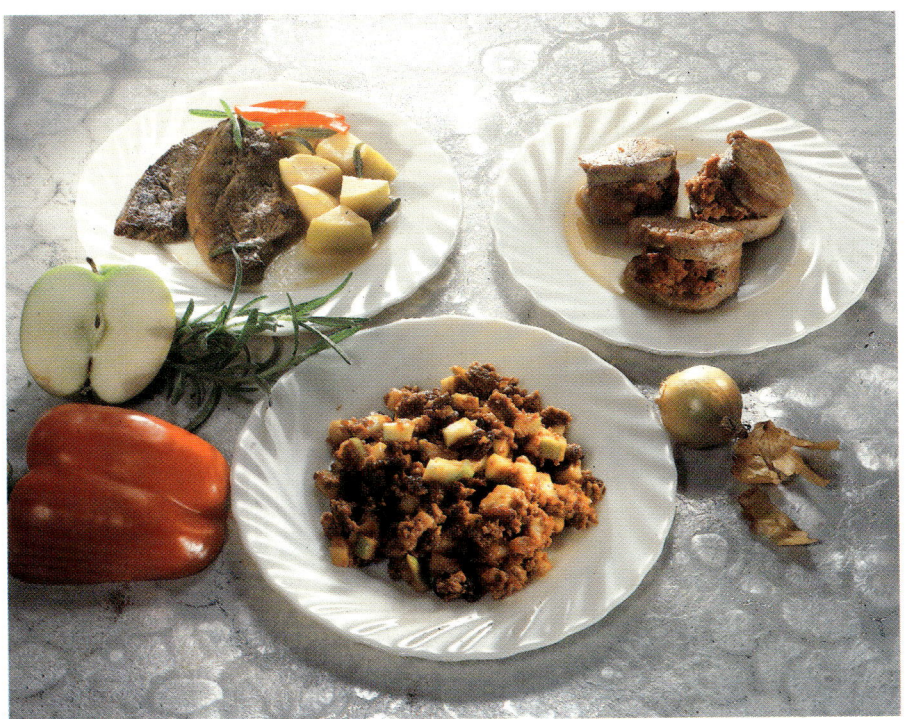

Gefüllte Medaillons

E 36 g	F 19 g	KH 4 g
kcal 340		kJ 1425

3 Kalbs- oder Schweinemedaillons von der Lende, je 3 cm dick (zusammen 150 g)

30 g Leberterrine

1 Pr. Salz

1 Pr. Pfeffer

1 TL Mehl (5 g)

1 EL Öl (10 g)

Die Medaillons in der Mitte noch einmal einschneiden, aber nicht ganz durchtrennen (Schmetterlingsschnitt). Die Leberterrine in die Mitte der Medaillons streichen und die Medaillons zusammenklappen. Mit Salz und Pfeffer würzen und außen dünn mit Mehl bestäuben. In einer beschichteten Pfanne in Öl von beiden Seiten je 3 bis 4 Minuten braten, dann zugedeckt auf einem Teller warm halten. Das Bratfett mit Küchenkrepp leicht abtupfen. $^{1}/_{2}$ Tasse Wasser in die Pfanne gießen und die Soße loskochen. Die Soße über die Medaillons träufeln.

Als Beilagen Safranrisotto und grüner Salat.

Pochiertes Filet auf buntem Gemüse

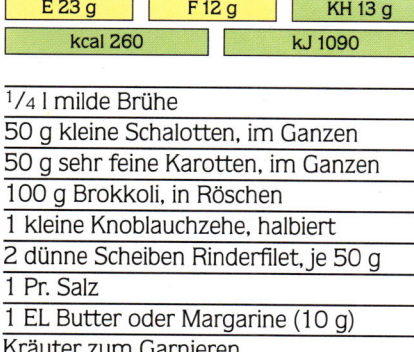

E 23 g	F 12 g	KH 13 g
kcal 260		kJ 1090

¹/₄ l milde Brühe
50 g kleine Schalotten, im Ganzen
50 g sehr feine Karotten, im Ganzen
100 g Brokkoli, in Röschen
1 kleine Knoblauchzehe, halbiert
2 dünne Scheiben Rinderfilet, je 50 g
1 Pr. Salz
1 EL Butter oder Margarine (10 g)
Kräuter zum Garnieren

In der Brühe die Schalotten und die Karotten 6 bis 8 Minuten kochen. Dann die Brokkoli und die Knoblauchzehe dazugeben und alles zusammen weitere 3 Minuten garen. Das Gemüse herausheben und auf einem Teller warm halten. Die Brühe darf jetzt nicht mehr kochen. Die Filetscheiben einlegen und 1 Minute garen, bis das Fleisch gerade grau geworden ist. Wenn nötig, schwach salzen. Das Fleisch mit dem Gemüse anrichten. Butter oder Margarine auf dem Gemüse schmelzen lassen. Etwas Brühe darüber träufeln. Als Beilage Nudeln, Reis oder Salzkartoffeln servieren.

Für die fettarme Diät Butter oder Margarine weglassen!

Geschnetzeltes im Wurzelwerk

E 28 g	F 11 g	KH 12 g
kcal 270		kJ 1130

1 Kalbs- oder Putenschnitzel (100 g)
1 Pr. Salz, 1 Pr. Pfeffer
1 Msp. geriebene Schale einer unbehandelten Zitrone
1 EL Butter oder Margarine (10 g)
150 g Wurzelgemüse (Karotten, Sellerie, Petersilienwurzeln), in feinen Streifen
1 kleine Knoblauchzehe
¹/₂ Tasse entfettete Brühe (75 ml)
1 TL grob gehackte Petersilie

Das Fleisch quer zur Faser in feine Streifen schneiden (= schnetzeln) und mit Salz, Pfeffer und Zitronenschale würzen. In Butter oder Margarine unter häufigem Wenden kurz anbraten. Dann das Fleisch aus der Pfanne nehmen und zugedeckt warm halten. Das Wurzelgemüse und den Knoblauch im verbliebenen Bratfett anschmoren. Die Brühe hinzufügen und das Gemüse zugedeckt gar dünsten. Den ausgetretenen Fleischsaft vom Geschnetzelten dazu gießen. Das Fleisch unter das Gemüse mischen oder neben dem Gemüse anrichten. Mit Petersilie bestreuen. Als Beilage Kartoffelbrei oder Reis.

—————— Variation ——————

Der Gemüseauswahl sind hier keine Grenzen gesetzt. Sie können je nach Appetit und Verträglichkeit auch Pilze oder eine Ratatouillemischung aus Auberginen, Tomaten, Zwiebeln und Zucchini nehmen.

Tips zum Kochen und Sieden von Fleisch

- Guten Geschmack erreichen Sie durch Zugabe von Suppengrün, Zwiebeln und Gewürzen, wie Piment und Pfefferkörnern. Auch Kräuter, wie Thymian, Rosmarin oder die Mischung Kräuter der Provence verfeinern jede Bouillon.
- Soll die Brühe eine kräftige Farbe bekommen (vor allem bei Rindfleisch), können Sie eine halbe, ungeschälte Zwiebel mitkochen.
- Geben Sie das Fleisch immer erst in die siedende Brühe, kochen Sie es dann nur „leise", nicht sprudelnd.

- Für 1 Portion können Sie auch kleine Stücke oder Scheiben von Filet, Lende, Hühner- oder Putenbrust in einer Brühe garen.
- Große Fleischstücke benötigen entsprechend längere Garzeit. Gemüsezugaben für Beilagen sollten dann erst in der letzten halben Stunde erfolgen, damit das Gemüse knackig und wohlschmeckend bleibt.
- Heben Sie gekochtes Fleisch in der Bouillon auf, es bleibt in der Flüssigkeit saftiger. Häufiges Wiedererwärmen von gekochtem Fleisch ist nicht ratsam. Nehmen Sie übriggebliebenes Fleisch als Brotbelag oder für Salate.

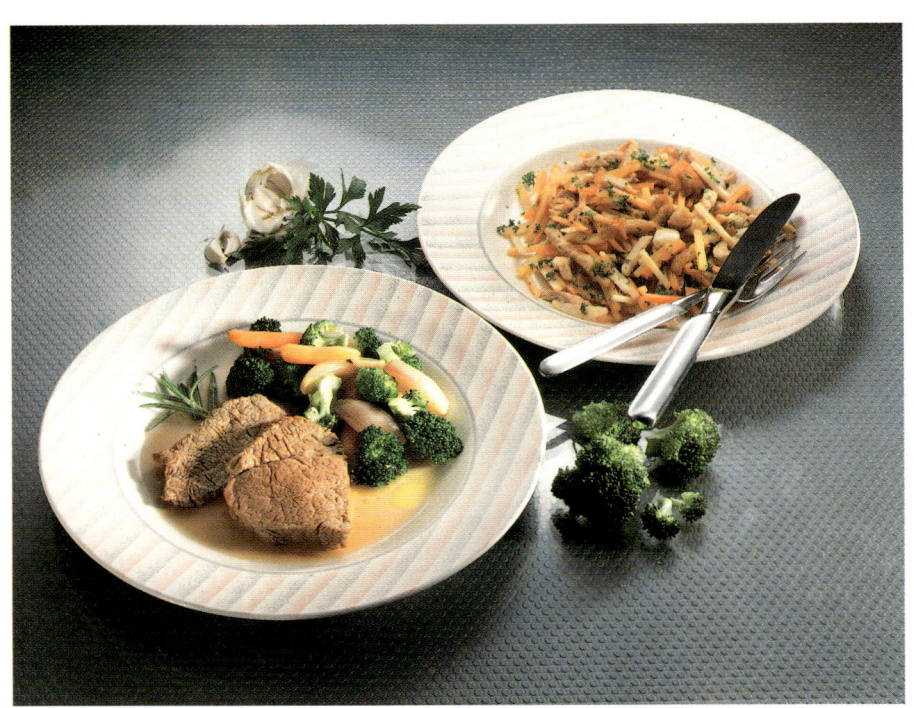

Brathähnchen und Poularde

E 31,5 g	F 9 g	KH 0 g
kcal 215		kJ 900

1 Portion,
200 g mit Knochen = etwa 150 g Fleisch

Braten oder grillen Sie das ganze oder halbe Hähnchen oder die Portion.
Im Tontopf oder in Bratfolie (Bratschlauch) wird das Fleisch besonders zart.

Zum Würzen nach Wahl:
Salz, Rosenpaprika, weißer Pfeffer;
Kräuter der Provence,
frische Kräuter, vor allem Petersilie;
Zitronensaft und Zitronenschale

Merke:
An strengen Diättagen (fettarm!) sollten Sie die Haut nicht essen. **Entfernen** Sie die gebratene oder mitgekochte Haut beim Hähnchen und bei der Poularde nach dem Garen.

Tip

Wenn Sie ein halbes oder ganzes Brathuhn oder eine Poularde zubereiten, können Sie übriggebliebenes (enthäutetes!) Fleisch für Suppe, Eintopf, Geflügelsalat oder zum kalten Abendessen als Brotbelag verwenden.

Zitronenhuhn

E 35 g	F 22 g	KH 0,3 g
kcal 350		kJ 1405

1/4 Brathuhn (200 g), mit Knochen
1/2 unbehandelte Zitrone
1 Pr. Salz
1 Pr. Thymian
20 g magerer roher Schinken, in Streifen
1 TL Öl (5 g)
1/8 l Brühe
2–3 schwarze oder grüne Oliven, in Scheiben
1 Stück Bratschlauch

Das Brathuhn abtupfen und mit Zitronensaft rundum einreiben. Von der Zitronenschale mit einem Zestenschneider oder einem scharfen Messer feinste Streifen ohne die weiße Zwischenhaut ablösen.
Das Huhn mit Salz und Thymian würzen, Zitronenschale und Schinkenscheiben auf der Unterseite andrücken. Öl darüber träufeln. Mit Brühe in einen Bratschlauch oder eine kleine Pfanne legen. Den Bratschlauch nach Vorschrift schließen und oben 2 bis 3 Löcher in die Folie stechen. Bei 200°C im Backofen garen. Das Huhn in der Pfanne während des Garens mehrmals mit Brühe begießen.
Die Soße mit Küchenkrepp entfetten, an **strengen Diättagen die Haut entfernen!** Das Huhn mit den Olivenscheiben anrichten.

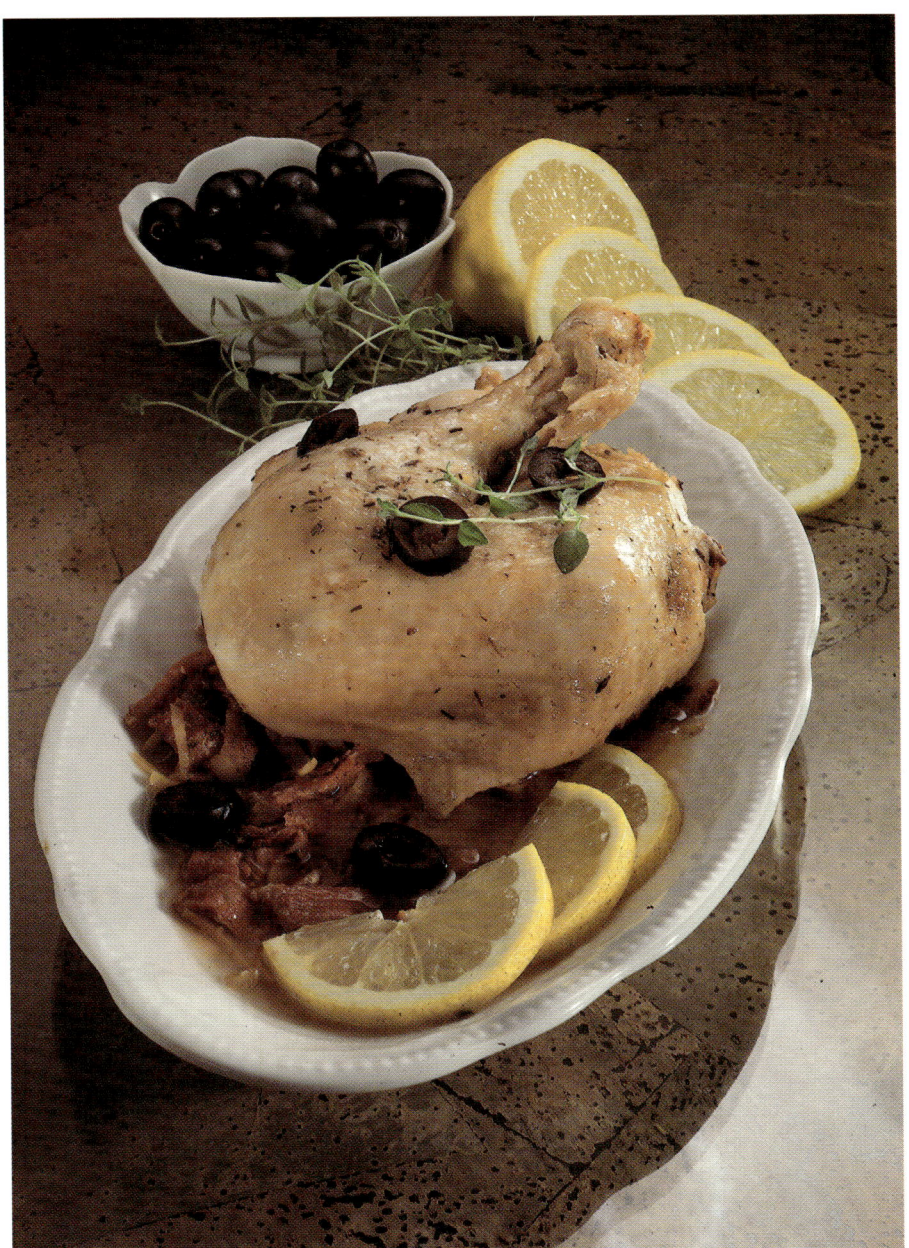

Hasenfilet in Kirschsoße

E 27 g	F 17 g	KH 21 g
kcal 355		kJ 1490

125 g Hasenfilet, in 2 cm dicken, schrägen Scheiben

1 EL Öl (10 g)

1 Pr. weißer Pfeffer

1 Pr. Salz

$1/8$ l Brühe oder Kirschsaft

100 g frische Kirschen, entsteint oder Kompottfrüchte

1 EL Sahne oder Crème fraîche (20 g)

1–2 Zweige krause Petersilie

Die Filetstücke mit Öl bestreichen und zugedeckt kurz ziehen lassen.

Mit Pfeffer würzen und in eine heiße, beschichtete Pfanne legen. Von beiden Seiten gerade gar braten, dann salzen. Herausnehmen und warm halten.

Die Brühe oder den Kirschsaft in die Pfanne geben und kurz aufkochen lassen. Die Kirschen oder Kompottfrüchte und die Sahne oder Crème fraîche dazugeben. Die Fleischstücke mit dem ausgetretenen Saft einlegen und das Ganze zugedeckt einige Minuten warm halten, nicht mehr kochen. Mit Petersilienzweigen anrichten.

———————— Variationen ————————

Das Hasenfilet können Sie durch Rehfilet oder Hirschmedaillons ersetzen. Statt der Kirschen passen dazu auch Aprikosen, Pfirsiche oder Birnenhälften.

Gedünstete Rehkeule

E 27 g	F 5 g	KH 5 g
kcal 170		kJ 690

Für 4 Portionen

500 g Keulenfleisch von einem jungen Reh (= Schmaltier)

$1/2$ l Buttermilch, 1 EL Öl (10 g)

1 Beutel Gewürzmischung für Wild oder 5 Pimentkörner, 5 Pfefferkörner

1–2 Lorbeerblätter und

1 TL getrocknete Pilze

1 Bund Suppengrün, in Stücken

1 gestr. TL Salz

1 Zwiebel (50 g), in Ringen

30 g Sahnequark

50 g Johannisbeergelee oder Preiselbeeren

Das Wildfleisch sorgfältig häuten und 1 bis 2 Tage in Buttermilch einlegen. Kühl stellen und das Fleisch 1- bis 2mal wenden. Vor dem Dünsten das Fleisch waschen und abtrocknen. Mit Öl bestreichen und in einen Topf mit $1/4$ l Wasser legen. Die Gewürzmischung oder die Gewürze, das Suppengrün, das Salz und die Zwiebel hinzufügen. Zugedeckt etwa 1 Stunde dünsten. Wenn die Flüssigkeit gerade eingekocht ist, bei geöffnetem Deckel so lange schmoren lassen, bis sich am Topfboden ein hellbrauner Belag bildet. Wieder $1/4$ l Wasser zugießen und das Fleisch fertig garen. Das Fleisch aus der Soße nehmen und warm stellen. Die Soße durch ein Sieb geben, kurz erwärmen und mit Quark und Johannisbeergelee oder Preiselbeeren binden. Nicht mehr kochen lassen. Das Fleisch in Stücke schneiden und mit der Soße anrichten.

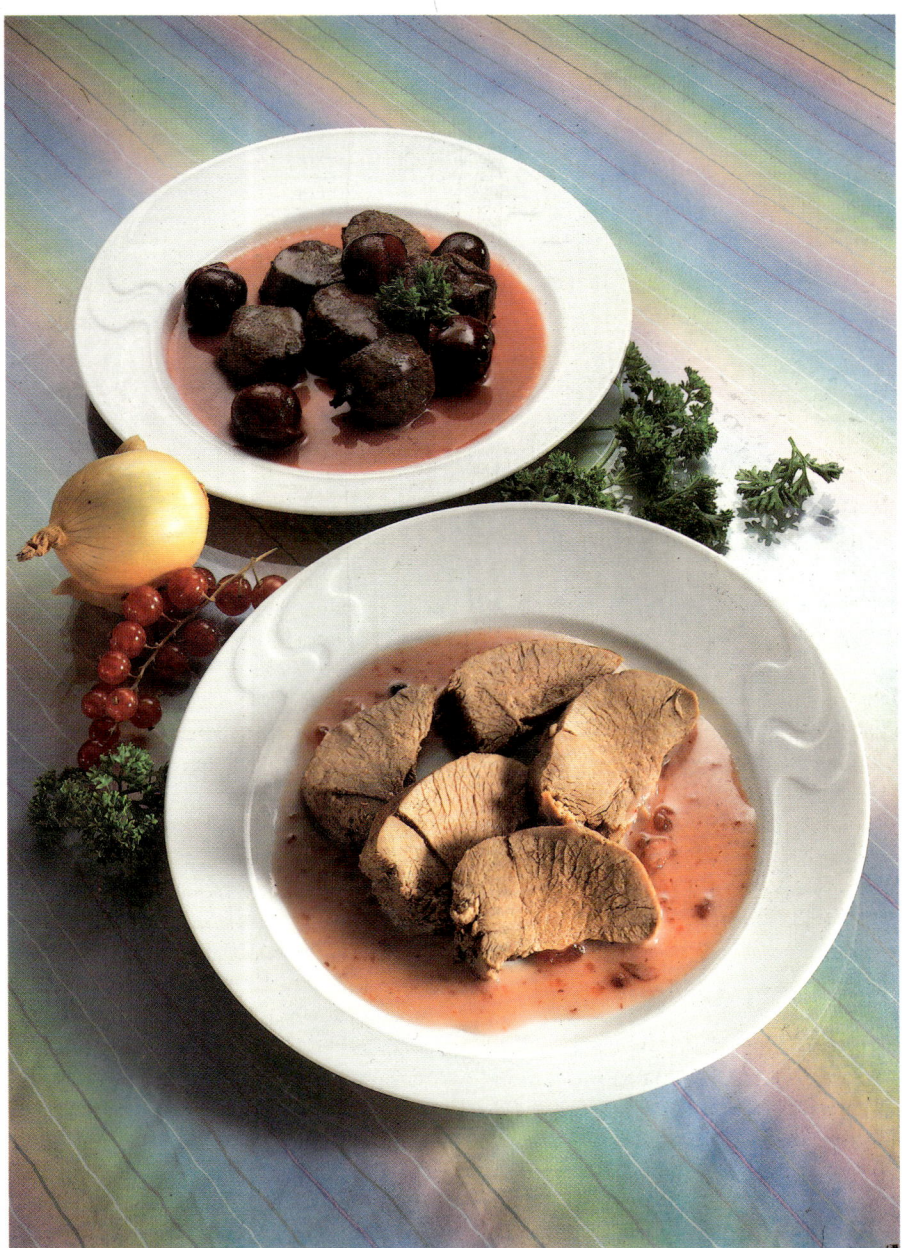

Fischgerichte

Pochierter Heilbutt mit grünen Nudeln

E 40 g	F 27 g	KH 38 g
kcal 570		kJ 2385

150 g Heilbuttfilet, in großen Würfeln

1 TL Zitronensaft

100 ml Hühnerbrühe

2 EL gehackte Kräuter (Petersilie, Basilikum, Salbei und Thymian)

1 kleine Knoblauchzehe

50 ml Sahne

1 EL geriebener Parmesan (10 g)

1 Pr. Salz

1 Pr. weißer Pfeffer

50 g breite grüne Nudeln

Die Heilbuttwürfel mit Zitronensaft beträufeln. Die Hühnerbrühe aufkochen lassen, den Fisch einlegen und 5 Minuten ziehen lassen, dabei die Brühe nur heiß halten und nicht mehr kochen lassen. Den Fisch herausnehmen. Die Pochierflüssigkeit abgießen, zur Hälfte einkochen lassen, dann mit Kräutern, Knoblauch und Sahne aufkochen lassen. Den Fisch dazugeben und mit Parmesan, Salz und Pfeffer mild würzen, kurz warm halten.

Inzwischen die Nudeln al dente (bißfest) kochen und abtropfen lassen. Die Nudeln auf dem Teller anrichten und die Fischstücke und die Soße darüber geben.

Fischfilet in Folie

E 28 g	F 10 g	KH 11 g
kcal 255		kJ 1070

1 Fischfilet (Goldbarsch, Kabeljau oder Seelachs) (150 g)

1 TL Zitronensaft

1 Pr. Salz

1 Pr. Zitronenpfeffer

100 g Karotten, in Scheiben oder Stiften

25 g Zwiebeln, in Ringen

$1/2$ Tasse Brühe oder Fischsud

1 Pr. Thymian oder Kräuter der Provence

50 g Champignons, in Scheiben oder Lauch oder Frühlingszwiebeln, in Ringen

1 EL Öl (10 g) oder Butter oder Margarine

1 Stück Alufolie oder Bratschlauch

Das Fischfilet kurz waschen, abtupfen und mit Zitronensaft beträufeln. Mit Salz und Zitronenpfeffer würzen.

Die Karotten und die Zwiebeln in der Brühe einmal aufkochen lassen. Thymian oder Kräuter der Provence dazugeben. Champignons, Lauch oder Frühlingszwiebeln und Öl dazugeben. Das Gemüse zusammen mit der Brühe und dem Fisch in Alufolie einschlagen oder in einen Bratschlauch legen. Den Bratschlauch vorschriftsmäßig schließen und 2 bis 3 Löcher einstechen. Im Backofen bei 200° C auf niedriger Schiene 15 Minuten garen.

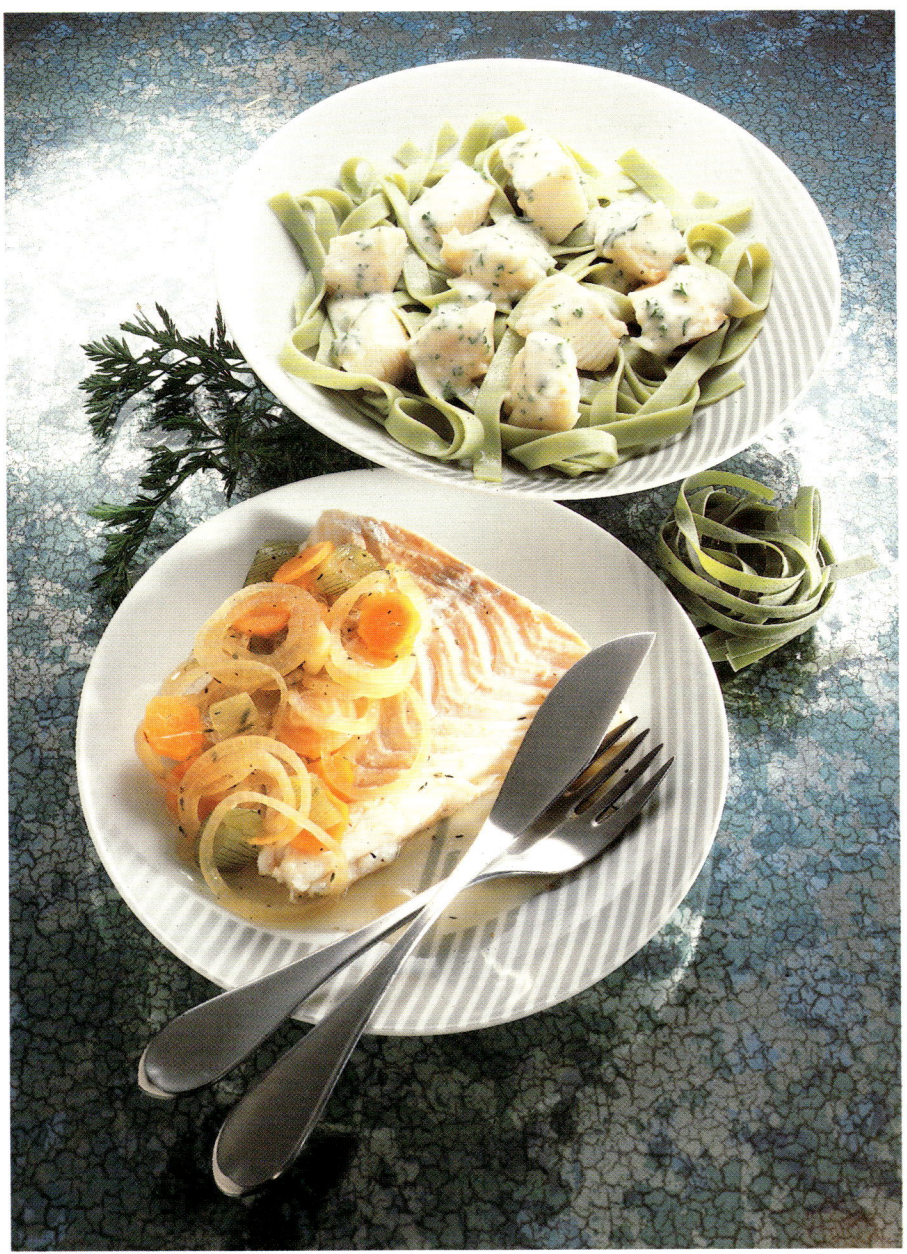

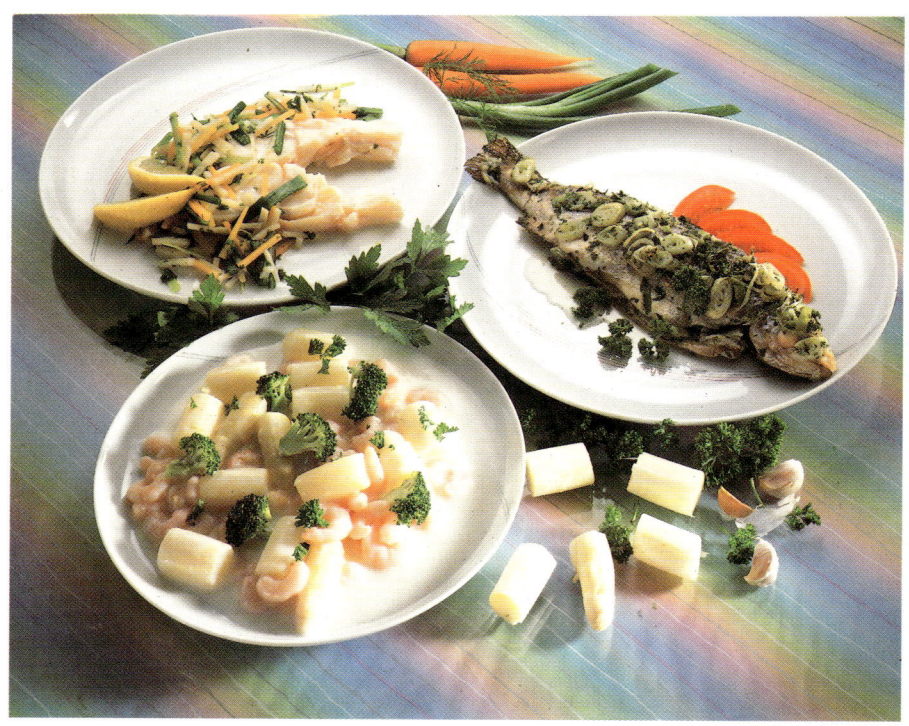

Kabeljaukotelett auf Gemüsejulienne

E 24 g	F 0 g	KH 13 g
kcal 150		kJ 630

fettarm

| 1 Kabeljaukotelett (200 g) |
| 1 EL Zitronensaft, 1 Pr. Salz |
| 200 g Gemüse (Möhren, Sellerie, Lauch, Petersilienwurzeln), in feinen Streifen |
| $^1/_4$ l entfettete Brühe |
| 1 EL gehackte Kräuter (Petersilie, Dill, Basilikum) |
| 1–2 Zitronenspalten |

Das Kabeljaukotelett kurz waschen, trockentupfen, mit Zitronensaft beträufeln und leicht salzen. Das Gemüse in der Brühe halb gar kochen. Dann das vorbereitete Fischkotelett darauf legen und im zugedeckten Topf bei schwacher Hitze etwa 10 Minuten mitdünsten. Zuletzt das Gemüse mit den Kräutern bestreuen und den Fisch mit Zitronenspalten belegen. Wenn das Gericht nicht mehr streng fettarm sein muß, können Sie vor dem Anrichten 1 Eßlöffel Butter oder Margarine (10 g) auf dem Gemüse schmelzen lassen.

Spargelragout mit Shrimps

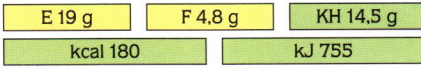

E 19 g		F 4,8 g		KH 14,5 g
kcal 180				kJ 755

1 Portion Helle Grundsoße, mit Crème fraîche zubereitet, Rezept Seite 32
150 g gekochter Spargel, in Stücken
75 g Shrimps, ausgelöst
1 TL Zitronensaft
1 Msp. geriebene Schale einer unbehandelten Zitrone
1 Pr. Ingwer oder Piment

Zum Garnieren:

2–3 Brokkoliröschen, gegart oder Tomatenecken und krause Petersilie

Die Soße nach Anweisung zubereiten. Den Spargel dazugeben. Die Shrimps in einem Sieb überbrausen und gut abtropfen lassen, dann zum Ragout geben. Mit Zitronensaft, Zitronenschale und Piment oder Ingwer mild würzen. Einige Minuten zugedeckt ziehen lassen, dabei nur heiß halten, nicht kochen lassen. Mit Brokkoli oder Tomatenecken und Petersilie anrichten. Als Beilage Reis oder Toastbrot.

——————— Variation ———————

Nehmen Sie Krabben oder fettarmen Räucherfisch, den Sie nur kurz im fertigen Ragout erwärmen. Als Gemüse junge Erbsen, zarte Bohnen oder gedünstete Zucchini und gelbe Rüben dazugeben oder anstelle der Spargel verwenden.

Kräuterforelle in Folie

E 26 g		F 8 g		KH 4,5 g
kcal 200				kJ 840

1 küchenfertige Forelle (250 g)
1 EL Zitronensaft
1 Pr. Salz
2 EL gehackte, gemischte Kräuter
1 Frühlingszwiebel (20 g), fein geschnitten
1 Knoblauchzehe, zerdrückt
1 Stück Alufolie
1 TL Öl (5 g)

Zum Anrichten:

Tomatenecken und krause Petersilie

Die Forelle innen und außen gründlich waschen, innen mit Küchenkrepp trockentupfen und mit Zitronensaft und Salz würzen.
Die Kräuter, die Frühlingszwiebel und den Knoblauch mischen und die Forelle innen und außen damit bestreuen.
Die Alufolie mit Öl dünn bestreichen, den vorbereiteten Fisch darauf legen, einpakken und im Backofen bei 200° C 15 Minuten oder über Wasserdampf etwa 20 Minuten garen. Zum Anrichten die Folie öffnen und Tomaten und Petersilie hübsch dazu legen.

——————— Variation ———————

Sie können den Fisch auch in Backpapier einpacken und zusammen mit gehäuteten Tomaten und sehr feinen Gemüsestreifen garen.

Vegetarische Hauptgerichte

Auberginengratin

E 11 g	F 16 g	KH 17 g
kcal 265		kJ 1110

eiweißarm

1 kleine Aubergine (150 g)
150 g Tomaten
(eventuell Dosentomaten)
1 Pr. Salz
1 Pr. Pfeffer
50 g Lauch oder Frühlingszwiebeln, in Ringen
1/2 kleine Knoblauchzehe, gehackt
1 TL Öl (5 g)
1 EL geriebener Käse (20 g)
oder junger Gouda, fein gehackt
50 g Sahnejoghurt oder Sauerrahm

Die Aubergine in 1/2 cm dicke Scheiben schneiden und kurz dämpfen oder in wenig Wasser einmal aufkochen lassen. Die Tomaten mit kochendem Wasser überbrühen, abziehen und klein hacken, mit Salz und Pfeffer würzen.

Den Lauch oder die Frühlingszwiebeln mit Knoblauch in Öl andünsten, dann in eine flache Auflaufform oder ein Pfännchen geben. Die Auberginenscheiben darüber schichten. Die vorbereiteten Tomaten darüber geben. Den Käse mit Joghurt oder Sauerrahm verrühren und über die Gemüsemischung streichen. Im vorgeheizten Backofen bei 220° C etwa 15 Minuten gratinieren.

Frühlingstopf

E 8,6 g	F 9 g	KH 39 g
kcal 280		kJ 1170

eiweißarm

150 g Kohlrabi, geschält
100 g Karotten, geschält
50 g kleine Zwiebeln, halbiert
100 g feine grüne Bohnen
oder 1 kleine Artischocke
100 g Kartoffeln, in Vierteln
1 TL Zitronensaft
1 Pr. Salz
1 TL Instant Gemüsebrühe
1 Zweig Thymian
2–3 Zweige krause Petersilie
1 EL Butter oder Margarine (10 g)

Die Kohlrabi halbieren, vierteln und in schöne Schnitze teilen. Die Karotten in fingergroße Stücke schneiden. Zusammen mit den Zwiebeln und den Bohnen oder der geviertelten Artischocke und den Kartoffelstücken in einem Siebeinsatz über Wasserdampf garen. Danach den zurückgebliebenen Gemüsesud auf 1/2 Tasse einkochen und mit Zitronensaft, Salz und Gemüsebrühe würzen.

Das Gemüse auf einem Teller anrichten. Thymian und Petersilienblättchen dazwischen stecken. Den Sud darüber träufeln, Butter oder Margarine darauf geben.

Für die **fettarme Diät** Butter oder Margarine **weglassen!**

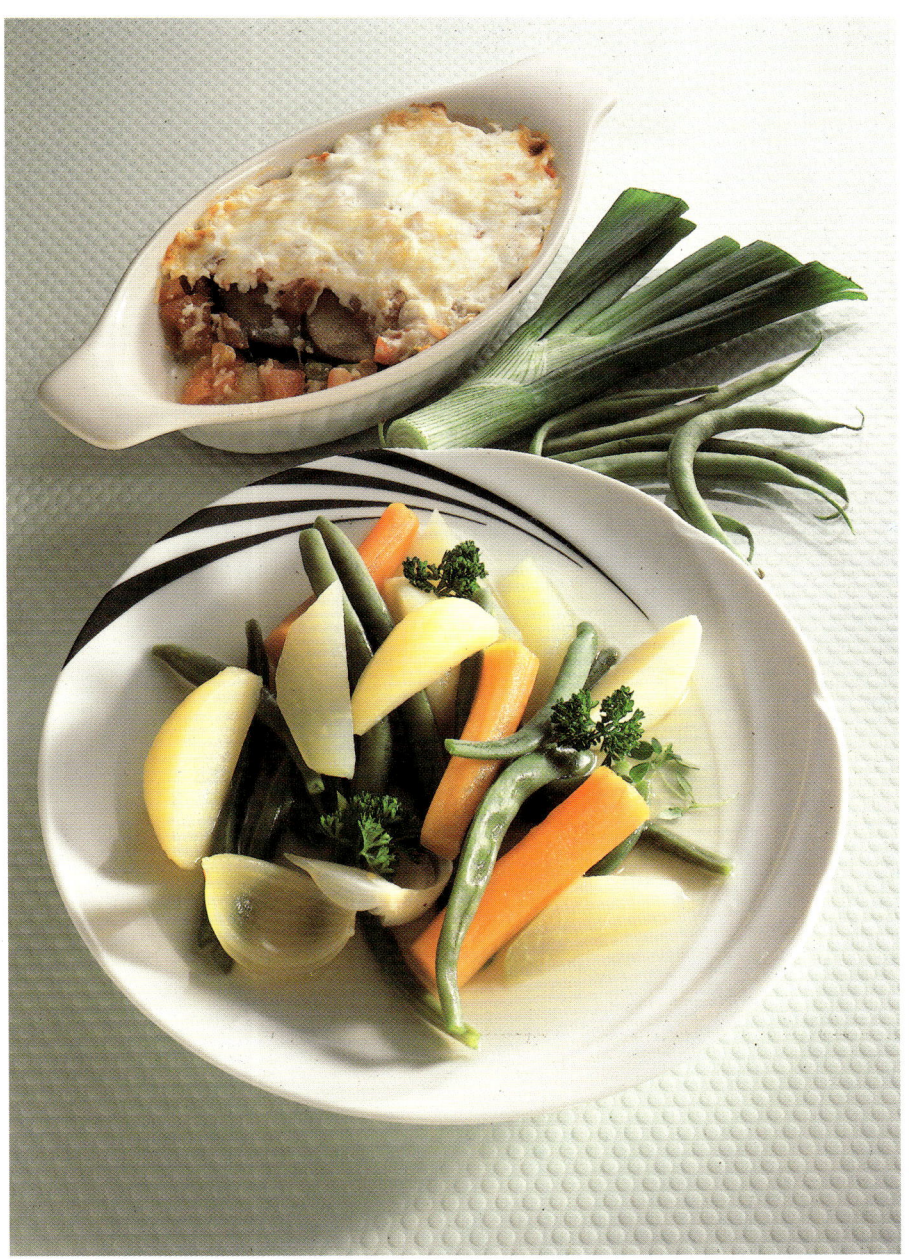

Grünkernbuletten

E 11 g	F 15 g	KH 23 g
kcal 275		kJ 1155

Für 2 Portionen

20 g Zwiebeln, in kleinen Würfeln
1 TL Butter oder Margarine (5 g)
50 g Grünkern, geschrotet
150 ml Gemüsebrühe
1 Ei
1 EL Haferflocken (10 g)
30 g Gouda, gerieben
1 EL Öl (10 g)

Die Zwiebeln in Butter oder Margarine glasig dünsten. Den Grünkern hinzufügen und leicht anrösten. Die Brühe angießen und zugedeckt 5 Minuten kochen, dann ohne weitere Hitzezufuhr ausquellen lassen. Ab und zu umrühren. Nach dem Abkühlen das Ei, die Haferflocken und den Gouda untermengen. Aus dem Teig 4 oder 6 Kugeln formen, etwas flach drücken. Die Buletten in einer beschichteten Pfanne mit Öl bei mittlerer Hitze hellbraun backen.
Dazu können Sie als Beilage frische Blattsalate servieren.

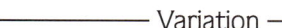
Variation

Nehmen Sie statt Grünkern Roggen- oder Weizenschrot, grobe Haferflocken oder geschroteten Buchweizen.
Die Flüssigkeitsmenge bei Bedarf erhöhen. Ist der Teig zu weich, können Sie ihn mit feinen Haferflocken binden.

Gemüsepizza

E 20 g	F 21 g	KH 30 g
kcal 400		kJ 1675

Für 2 Portionen

Teig:

30 g Speisestärke, 30 g Mehl
1 Pr. Salz
1 gestr. TL Backpulver
2 EL Öl (20 g)
60 g Schichtkäse
oder Speisequark mit 20% F.i.Tr.
Fett für die Form oder 2 Grillteller

Belag:

150 g Tomaten, geschält, in Scheiben
150 g Brokkoli- oder
Blumenkohlröschen
50 g Lauch oder Frühlingszwiebeln,
in Ringen
1/2 TL Pizzagewürz oder Kräuter
der Provence
1 Pr. Pfeffer
100 g Mozzarella, in dünnen Scheiben

Stärke, Mehl, Salz und Backpulver in einer Schüssel mischen. Das Öl und den Schichtkäse oder den Quark dazugeben. Alles zu einem Teig vermengen und kurz kneten. Eventuell ein paar Tropfen Wasser hinzufügen, wenn der Teig zu fest ist. Eine Springform oder 2 Grillteller einfetten und mit dem Teig auslegen. Die Tomatenscheiben darauf verteilen. Das übrige Gemüse kurz in Salzwasser blanchieren, abseihen und noch heiß auf den Tomaten verteilen. Würzen und mit Mozzarellascheiben bedecken.
Bei 200° C etwa 30 Minuten backen.

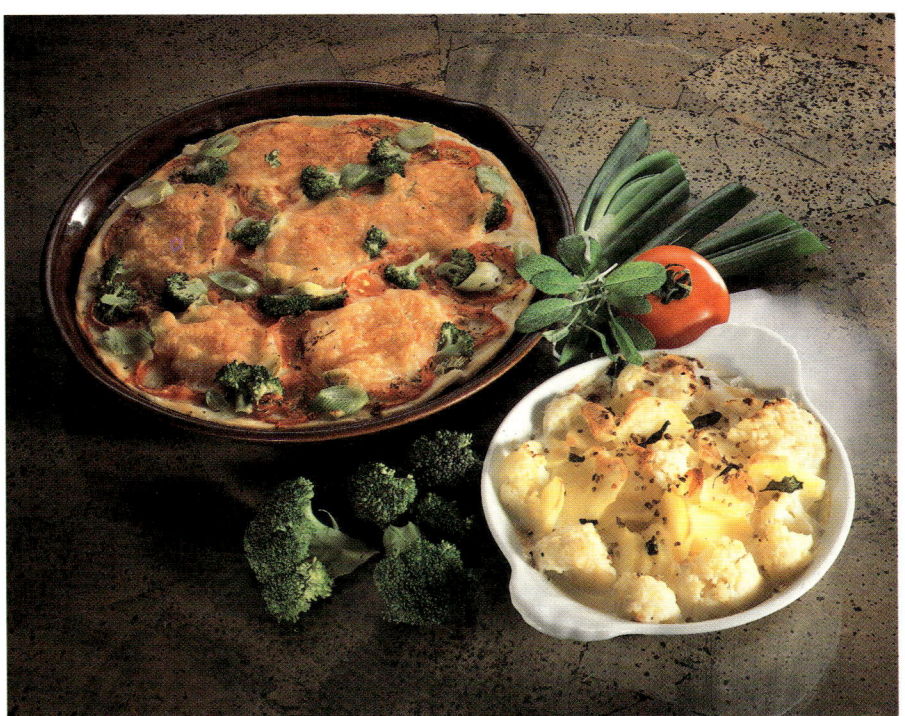

Gegrillter Blumenkohl

E 11 g	F 5 g	KH 51 g
kcal 305		kJ 1275

eiweißarm

200 g Blumenkohl, in Röschen, gekocht
200 g Kartoffeln, gekocht, in Scheiben
100 ml Milch
1 Pr. Salz
1 Msp. Anissamen
6–8 Basilikum- oder Salbeiblättchen,
in Öl getaucht

Den Blumenkohl und die Kartoffeln in einem Pfännchen mit Rand oder einer kleinen Auflaufform hübsch anrichten. Die
Milch salzen und dazugießen. Anis über
den Blumenkohl streuen und die geölten
Kräuterblättchen dazwischen stecken. Im
Backofen auf höchster Stufe oder unter
dem Grill backen, bis das Gemüse zu bräu-
nen beginnt.

Tip

Wenn Sie keinen Anis mögen, können Sie
den Blumenkohl beliebig mit anderen Gewürzen mild oder pikant abschmecken.

53

Gefüllte Grießknödel

E 29 g	F 29 g	KH 78 g
kcal 710		kJ 2970

Knödelmasse:

175 ml Milch
1 Pr. Salz
80 g Hartweizengrieß
1 Ei
1 Pr. Muskat

Füllung:

1 TL gehackte Petersilie
1 EL geriebener Hartkäse (20 g)
1 Päckchen tiefgefrorenes
Suppengrün (50 g)
1 Portion Rohe Tomatensoße,
Rezept Seite 32
1/2 Kästchen Kresse

Die Milch mit Salz zum Kochen bringen, dann vom Feuer nehmen. Den Grieß unter ständigem Rühren langsam einstreuen. So lange weiter rühren, bis sich die Masse als Kloß vom Topfboden löst. Dann abkühlen lassen. Danach das Ei unterrühren und den Teig mit Muskat würzen.

Für die Füllung die Petersilie, den geriebenen Käse und das aufgetaute Suppengrün vermengen. Mit nassen Händen aus dem Teig 3 Knödel formen, dabei in jeden etwas von der Füllung geben. In kochendem Salzwasser bei milder Hitze etwa 20 Minuten ziehen lassen.

Mit der frisch zubereiteten Tomatensoße anrichten und mit Kresse garnieren.

Vollkornnudeln mit Auberginensoße

E 10 g	F 11 g	KH 50 g
kcal 350		kJ 1465

eiweißarm

60 g Vollkornnudeln
20 g Zwiebeln, in Würfeln
1 kleine Knoblauchzehe
100 g Aubergine, in kleinen Würfeln
1 EL Öl (10 g)
100 g Tomaten, in Würfeln
oder Tomatenpüree aus der
Tetrapackung
je 1 Pr. Salz und Pfeffer
eventuell 1 Sardellenfilet, gehackt
2–3 Basilikumspitzen

Die Nudeln al dente (bißfest) kochen und abtropfen lassen.

Inzwischen die Zwiebeln, den Knoblauch und die Aubergine in Öl andünsten. Die Tomaten oder das Tomatenpüree hinzufügen und bei starker Hitze einkochen lassen. Mit Salz und Pfeffer würzen und eventuell das Sardellenfilet beigeben. Die Soße über die heißen Nudeln geben und mit Basilikum dekorieren.

Als Vorspeise reicht das Gericht gut für 2 Personen.

──────── Variationen ────────

Nehmen Sie anstelle der Soße gedünstetes Gemüse nach Wahl. Mischen Sie es unter die Nudeln. Mit Kräutern und frisch geriebenem Parmesankäse verfeinern Sie das Gericht.

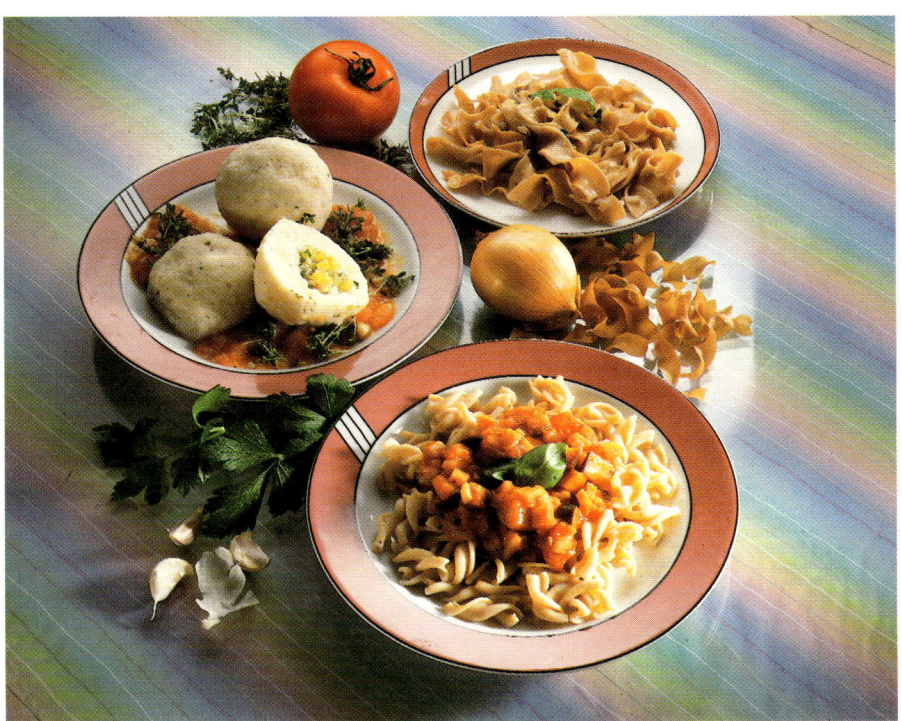

Breite Nudeln mit Pilzen

E 12 g	F 21 g	KH 51 g
kcal 455		kJ 1905

eiweißarm

60 g breite Nudeln
1 EL Öl (10 g)
20 g Zwiebeln, in Würfeln
100 g Steinpilze, Champignons oder
Mischpilze, geschnitten
1 Pr. Salz
1 Pr. Pfeffer
30 g Crème fraîche
2–3 Zweige Basilikum

Die Nudeln in Salzwasser 8 bis 10 Minuten al dente (bißfest) kochen, dann abseihen und kalt abschrecken.

In einer größeren Pfanne das Öl erhitzen, die Zwiebeln und die Pilze dazugeben und 5 Minuten zugedeckt dünsten, ab und zu umrühren. Dann würzen und die Nudeln hinzufügen. Zusammen erwärmen, dabei die Crème fraîche und die grob gehackten Basilikumblättchen dazugeben.

Beilagen

Kartoffeln

Bereiten Sie **Salz- oder Pellkartoffeln** immer frisch zu. Salzkartoffeln schmecken besser, wenn Sie eine Zehe Knoblauch mitkochen.

150 g Kartoffeln liefern:

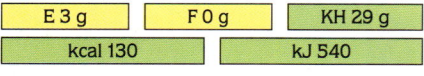

E 3 g	F 0 g	KH 29 g
kcal 130		kJ 540

200 g Kartoffeln liefern:

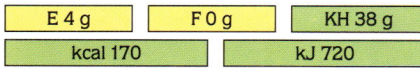

E 4 g	F 0 g	KH 38 g
kcal 170		kJ 720

Fettreiche Brat- oder Röstkartoffeln, Chips und Pommes Frites sowie fetter Kartoffelsalat mit Mayonnaise müssen gemieden werden.
Kartoffelbrei oder **Kartoffelpüree** können Sie **fettarm mit Magermilch** herstellen.
Für die **eiweißarme Kost** nehmen Sie statt Milch 2 bis 3 EL Sahne und das Kochwasser der Salzkartoffeln zum Anrühren. Zum Würzen sind Salz und 1 Prise Muskat erlaubt.
Nehmen Sie zum Kochen der Kartoffeln möglichst wenig Wasser, damit Sie es nicht wegschütten müssen.
Auch die Verwendung von Kartoffelpüreeflocken ist erlaubt. Nach Belieben können Sie das Püree mit Kräutern, Muskat, Tomatenmark oder Spinat würzen.

Probieren Sie einmal **Folienkartoffeln:** Wickeln Sie dazu gleich große, mehlige Kartoffeln in Alufolie. Backen Sie die Kartoffeln etwa 1 Stunde bei 200° C im Ofen. Die Garprobe machen Sie mit einem Zahnstocher oder einer Stricknadel.

Tip

Die Backzeit, vor allem bei großen Kartoffeln, verkürzt sich, wenn Sie die Kartoffeln in Wasser vorkochen, bis sie halb gar sind.

Nudeln

Als Beilage rechnet man 50 bis 60 g pro Portion, das ergibt nach dem Kochen 150 bis 180 g. 50 g Hartgrießnudeln liefern:

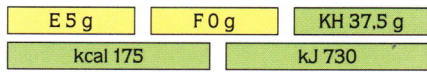

E 5 g	F 0 g	KH 37,5 g
kcal 175		kJ 730

Nudeln können Sie in größeren Portionen vorkochen und im Kühlschrank 1 bis 2 Tage aufbewahren oder portionsweise einfrieren.

Über die Apotheke oder das Reformhaus können Sie **eiweißarme Diätnudeln** erhalten. Das ist bei streng eiweißarmer Kost empfehlenswert, aber nicht unbedingt vorgeschrieben.

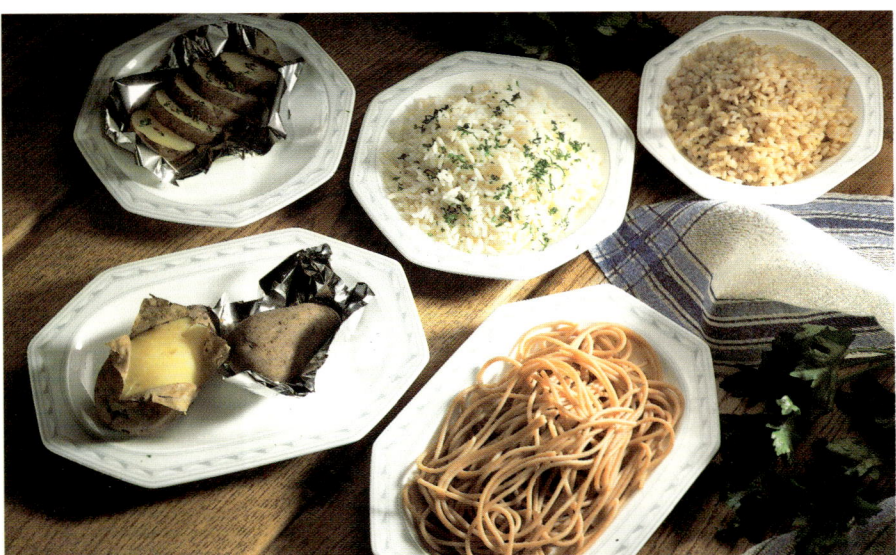

Reis

Reis ist bei der Leberdiät empfehlenswert. Das Angebot ist umfangreich und alle Sorten sind erlaubt:

Man unterscheidet **Rundkorn- und Langkornreis.**

Weißer Reis wird beim Kochen sehr weich und läßt sich vielseitig verwenden.

Parboiled Reis kocht sich körnig. Vor dem Schälen wird er in einem Spezialverfahren mit Wasserdampf behandelt und ist deshalb reicher an Vitaminen und Mineralstoffen als weißer Reis.

Vollreis oder **Naturreis** ist entspelzter, nicht geschälter und nicht polierter Reis. Er enthält noch den Keimling und das vitamin- und mineralstoffreiche Silberhäutchen. Beachten Sie aber, daß Vollreis nur begrenzt lagerfähig ist. (Verfallsdatum einhalten!) Er benötigt eine etwas längere Kochzeit (siehe Packungsanweisung), schmeckt kräftiger und hat eine dunklere Farbe.

Wilder Reis ist ein dunkler Grassamen aus Amerika (sehr teuer) und wird oft in Reismischungen mit weißem Reis und Gewürzen angeboten.

Reisflocken und **Schnellkochreis** sind in der Diätküche besonders für kleine Portionen sehr praktisch.

1 Portion gekochter Reis = 150 g, das entspricht 50 g rohem Reis.

1 Portion liefert:

E 3,5 g	F 0 g	KH 40 g
kcal 180		kJ 755

eiweißarm

Italienisches Risotto

E 4,4 g	F 11 g	KH 50 g
kcal 325		kJ 1360

eiweißarm

60 g Avorio-Reis
(italienischer Rundkornreis)

1 EL Öl (10 g)

20 g Zwiebeln, in Würfeln

1 Knoblauchzehe, fein gehackt

200 ml entfettete Hühnerbrühe

1 Msp. Safran

Den Reis mit Zwiebeln und Knoblauch in Öl andünsten. Die kochend heiße Brühe mit dem Safran nach und nach dazugießen. Bei mittlerer Hitze unter mehrmaligem Umrühren garen, bis der Reis weich, aber noch saftig ist. Eventuell etwas mehr Flüssigkeit dazugeben.

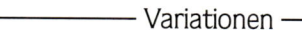

—————— Variationen ——————

Dünsten Sie nach Belieben fein geschnittenes Gemüse oder Pilze mit oder geben Sie gegen Ende der Garzeit noch tiefgekühlte Erbsen dazu.

————— Tip —————

Bereiten Sie die doppelte Menge Risotto. Den Rest am nächsten Tag in einer beschichteten Pfanne wie ein Omelett oder Rösti von beiden Seiten in wenig Öl erwärmen. Danach den „Kuchen" auf eine Platte stürzen und zu Salat oder Ragout als Beilage servieren.

Eiweißarme Nudeln

500 g eiweißarmes Diätmehl

2 EL Öl (20 g)

$1/4$ l lauwarmes Wasser

Diätmehl zum Bestreuen

Das Diätmehl mit dem Öl trocken mischen. Wasser zugeben und den Teig kurz kneten, dann in Stücke teilen und diese einzeln mit dem Handballen kneten.
Der Teig läßt sich am einfachsten mit einer Nudelmaschine (siehe Foto) verarbeiten. Stellen Sie bei der Maschine zuerst den größten Walzenabstand ein. Der Teig wird nun mit Diätmehl bestreut und durch die Walze gedreht. Dabei den durchgedrehten Teig mit der Hand auffangen. Bestäuben Sie eine glatte Arbeitsfläche mit Diätmehl, legen den gewalzten Teig darauf und schlagen Sie ihn so ein, daß 3 Schichten entstehen. Danach wieder mit Diätmehl bestäuben und nochmals bei engerem Walzenabstand durch die Maschine drehen. Diesen Vorgang mehrmals wiederholen, bis der Teig die gewünschte Dicke aufweist. Stellen Sie die Maschine zuletzt auf die gewünschte Nudelform ein.
Wenn Sie keine Nudelmaschine zur Verfügung haben, kneten Sie jede Teigportion gründlich mit den Händen, eventuell muß dabei etwas mehr Wasser eingearbeitet werden. Rollen Sie den Teig mit einem Nudelholz sehr dünn aus und schneiden Sie die Nudeln mit dem Messer.
Frisch zubereitete Nudeln 3, getrocknete Nudeln 5 Minuten kochen.
Die Nudeln lassen sich mit Rote-Bete-Saft, Tomatenpüree, Safran oder fein püriertem Spinat beliebig färben.

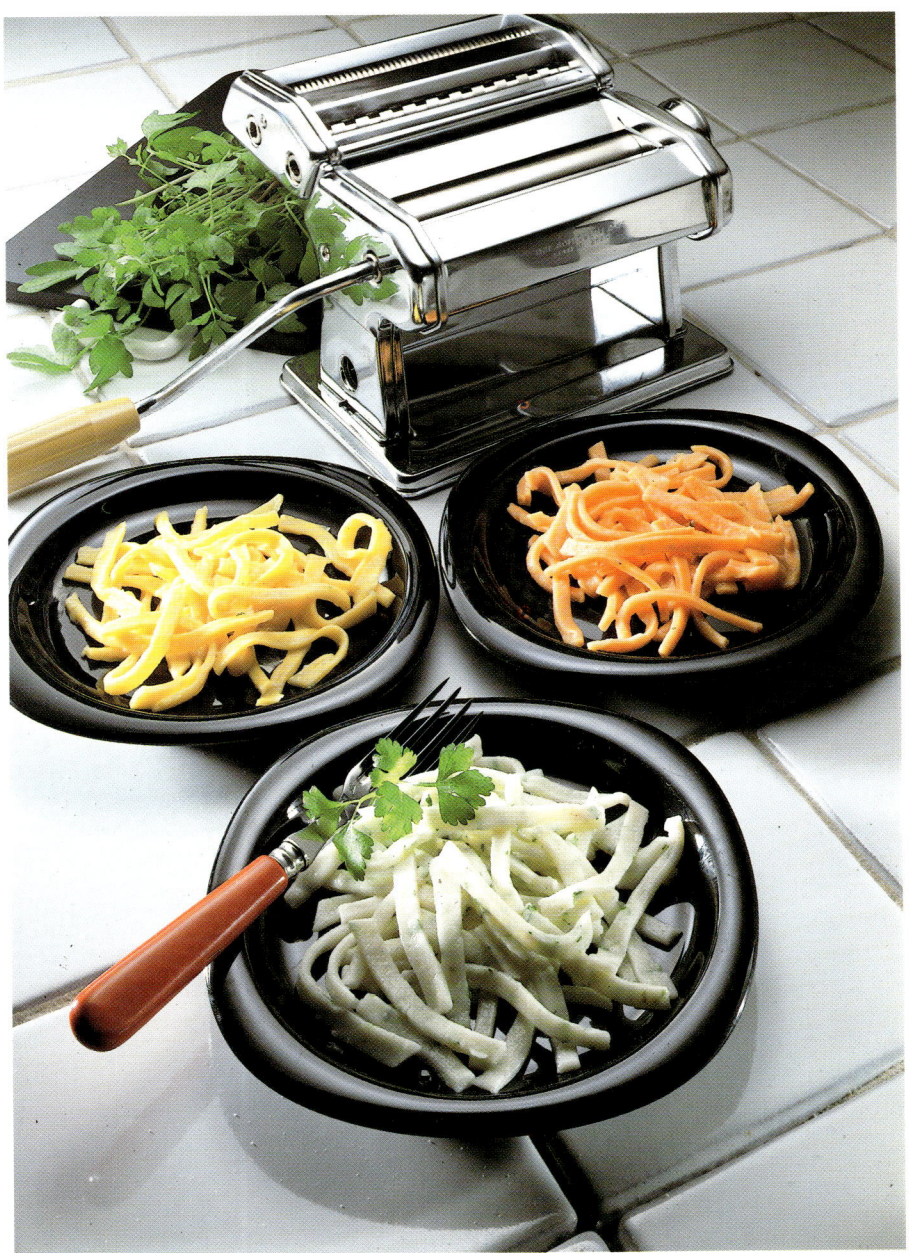

Gemüse

Essen Sie reichlich Gemüse, vor allem die Sorten, die Sie gerne mögen und gut vertragen.

Zartes, junges Frischgemüse, gedünstet, gedämpft oder gekocht ist besonders bekömmlich. Geben Sie möglichst erst gegen Ende der Zubereitung das Fett als Öl, Butter oder empfohlene Diätmargarine zu. Sie können natürlich auch Tiefkühlgemüse verwenden. Achten Sie jedoch darauf, daß das Gemüse nicht mit Soßen oder Fettmischungen zubereitet ist. Wählen Sie Gemüse naturell und bereiten Sie es mit dem Ihnen erlaubten Fett zu.

Verfeinern Sie das Gemüse zuletzt mit Kräutern, Gewürzen, Zitronensaft oder selbst zubereiteter Soße.

Wenn Sie das Gemüse im **Dampfdrucktopf** garen, ist die Garstufe 1 ausreichend. Sie können Gemüse auch im Siebeinsatz über Wasserdampf garen. So behält es seine frische Farbe und das natürliche Aroma.

Gemüse ist **eiweißarm** und kann **ohne** Fettzugabe in der **fettarmen Diät** reichlich eingesetzt werden.

Brokkolipüree

E 8 g	F 5,7 g	KH 28 g
kcal 200		kJ 840

150 g Brokkoliröschen
1 Pr. Salz
1 Portion frisches Kartoffelpüree, auch aus Instant-Flocken
oder
100 g Kartoffeln, in kleinen Würfeln
50 ml Milch
eventuell 1 Pr. Muskat oder
weißer Pfeffer
und 1 TL Butter oder Margarine (5 g)

Die Brokkoliröschen in Salzwasser weich kochen, dann abseihen und eiskalt abschrecken. Anschließend durch ein grobes Sieb passieren.

Inzwischen Kartoffelpüree aus Kartoffelpüreeflocken oder frisch gekochten Kartoffeln mit heißer Milch anrühren. Das Brokkolipüree unter das heiße Kartoffelpüree heben und eventuell mit Muskat oder Pfeffer würzen. Nach Verträglichkeit mit Butter oder Margarine verfeinern.

———— Variationen ————

Versuchen Sie einmal **Rote-Bete-Püree,** es schmeckt köstlich und bringt Farbe in Ihr Menü. Bei Milchunverträglichkeit das Püree mit würziger Brühe anrühren.

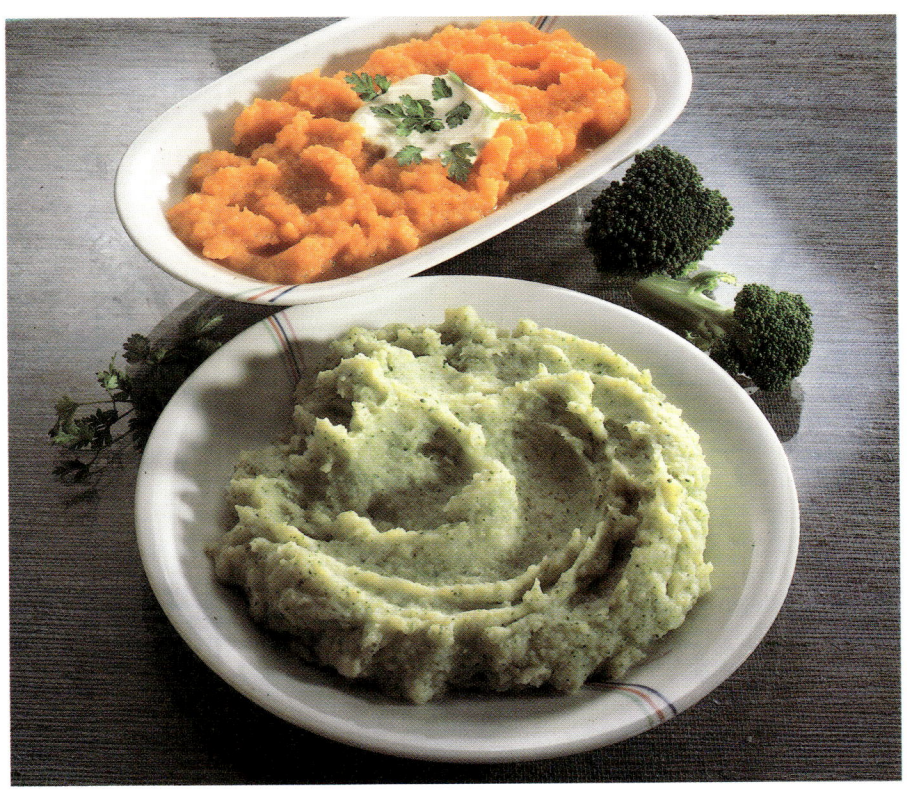

Karottenpüree mit Kerbel

E 2,6 g	F 9 g	KH 17 g
kcal 90		kJ 380

eiweißarm

200 g Karotten, in Stücken
1 Pr. Salz
1 TL Zitronensaft
1 Pr. Zucker
2 EL geschlagene Sahne
oder Crème fraîche (30 g)
1–2 EL frisch gezupfte Kerbelblättchen

Die Karotten im Siebeinsatz über Wasserdampf sehr weich dämpfen, anschließend pürieren.

1 bis 2 Eßlöffel Dämpfflüssigkeit unterrühren und mit Salz, Zitronensaft und Zucker abschmecken. In eine Anrichteschale geben und die geschlagene Sahne oder Crème fraîche als Klecks in die Mitte setzen.

Zuletzt die Kerbelblättchen darüber streuen.

Tips zur Kräuterküche

- Basilikum können Sie im Blumentopf am Küchenfenster ziehen. Schneiden Sie nur die Blätter, nicht die ganzen Zweige ab, dann wächst das Kraut immer wieder nach.
- Frieren Sie ganze Basilikum- oder Petersilienblätter ein, nicht vorher hakken. Sonst tritt der Saft aus und sie verlieren ihr Aroma.
- Gartenkresse können Sie auf nassem Küchenkrepp, eng gesät und viel gegossen in jedem kleinen Gefäß, ja sogar im Suppenteller ziehen. Nach der ersten Ernte kann Kresse nochmal nachwachsen.
- Streuen Sie nicht nur gehackte Kräuter über das Essen. Frisch gezupfte Blättchen sind immer dekorativer, auch auf Suppen und Soßen.
- Getrocknete Kräuter können Sie mitkochen, frische Kräuter sollten Sie zuletzt über das Gericht streuen.
- Gerichte mit frischer Petersilie sind nicht gut zum Aufwärmen geeignet. Sie sollten Einfrier- oder Aufwärmportionen vor dem Bestreuen mit Kräutern entnehmen oder die frischen Kräuter getrennt auf den Tisch stellen.
- Eine nicht alltägliche **Kräuterzusammenstellung:** reichlich **Estragon,** dazu etwas **Minze, Salbei, Thymian** und **Petersilie.** Die Blättchen fein hakken und für Kräuterbutter, Kräuterquark oder Joghurtsoßen nehmen. Würzen Sie diese Mischungen noch mit Salz, Pfeffer und 1 Messerspitze Senf.

Brokkoli und Blumenkohl mit Mandeln

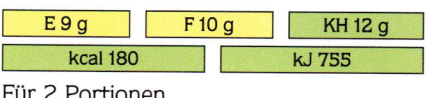

E 9 g	F 10 g	KH 12 g
kcal 180		kJ 755

Für 2 Portionen

| 250 g Blumenkohl, in Röschen |
| 250 g Brokkoli, in Röschen |
| 1 TL Salz |
| 20 g Mandelblättchen |
| 30 g Crème fraîche |

Blumenkohl und Brokkoli getrennt in Salzwasser 4 bis 5 Minuten kochen. Dann kalt abschrecken. Die Brokkoliröschen kurz in Eiswasser legen, damit sie ihre schöne grüne Farbe behalten.

Die Mandelblättchen in einer Pfanne ohne Fettzugabe hellbraun rösten. Das Gemüse mit einer Tasse von der Kochflüssigkeit wieder erwärmen, kurz weiter garen. Dann mit Crème fraîche und Mandelblättchen anrichten.

—— Tip ——

Nach Belieben eine Gemüseportion für Salat zurückbehalten oder das übrige Gemüse sofort nach dem Blanchieren einfrieren.

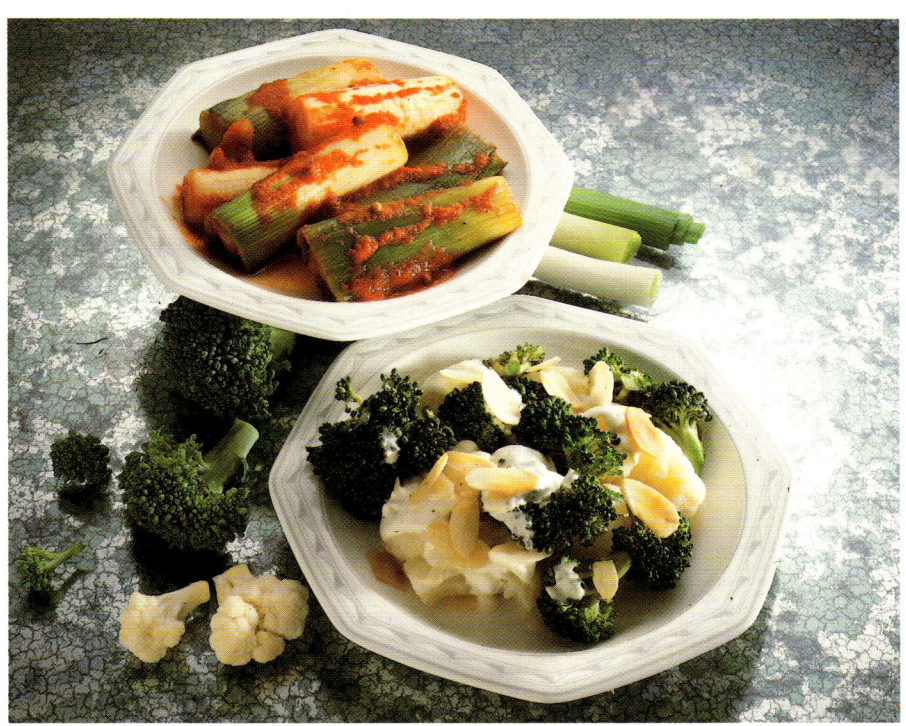

Lauchgemüse auf griechische Art

E 4,6 g	F 5 g	KH 15 g
kcal 125		kJ 525

eiweißarm

2 Lauchstangen
(zusammen etwa 300 g)
100 ml fettarme Brühe
1 Pr. Salz
1 Pr. weißer Pfeffer
1 TL Korianderkörner
30 g Tomatenmark
1 TL Zitronensaft
1 TL Olivenöl (5 g)

Vom Lauch die harten, grünen Teile entfernen. Das Gemüse in fingerlange Stücke schneiden. Im Siebeinsatz über Wasserdampf garen oder in wenig Wasser weich dünsten. Die Brühe mit Salz, Pfeffer, Koriander und Tomatenmark aufkochen lassen. Den Lauch einlegen und etwa 5 Minuten darin schwach köcheln lassen. Warm oder kalt mit Zitronensaft und darüber geträufeltem Olivenöl servieren.

Gedünsteter Chicorée

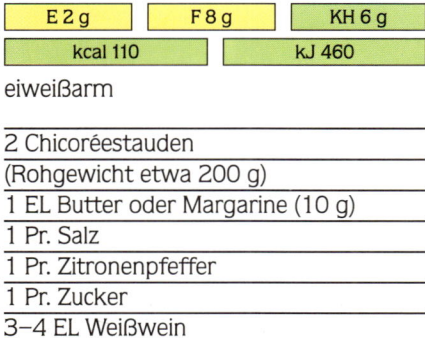

E 2 g	F 8 g	KH 6 g
kcal 110		kJ 460

eiweißarm

2 Chicoréestauden
(Rohgewicht etwa 200 g)
1 EL Butter oder Margarine (10 g)
1 Pr. Salz
1 Pr. Zitronenpfeffer
1 Pr. Zucker
3–4 EL Weißwein

Die Chicoréestauden längs halbieren, den Strunk nicht herausschneiden, nur unschöne Außenblätter abtrennen. Die Chicoréehälften in Butter oder Margarine andünsten. Mit Salz, Zitronenpfeffer und Zucker würzen. Den Weißwein und $1/2$ Tasse Wasser dazugeben. Den Chicorée zugedeckt 5 bis 8 Minuten dünsten.

--------- Variation ---------

Den Gemüsesud vom Chicorée können Sie mit Soßenbinder, Speisestärke und Sahne binden oder mit $1/2$ Ecke Sahneschmelzkäse abrunden. Nach Belieben mit 1 Prise Muskat und frischen Kräutern würzen.

Rosenkohlblättchen in Sahnesoße

E 9,1 g	F 15 g	KH 17 g
kcal 245		kJ 1025

250 g Rosenkohl
1 Schalotte (10 g), fein gehackt
1 Knoblauchzehe, zerdrückt
50 ml Sahne
50 ml kräftige Brühe, fettarm
1 Pr. Salz
1 Pr. Muskat
1 TL Zitronensaft

Den Rosenkohl in Blättchen zerlegen, dabei die äußeren Blätter und die kleinen Strünke entfernen.

Die Rosenkohlblättchen im Siebeinsatz über Wasserdampf kurz garen. Die Schalotte zusammen mit dem Knoblauch in Sahne und Brühe 2 bis 3 Minuten kräftig kochen lassen. Dann die vorbereiteten Kohlblättchen einlegen. Mit Salz, Muskat und Zitronensaft würzen und das Ganze zugedeckt ein paar Minuten leicht köcheln lassen, nochmals abschmecken.

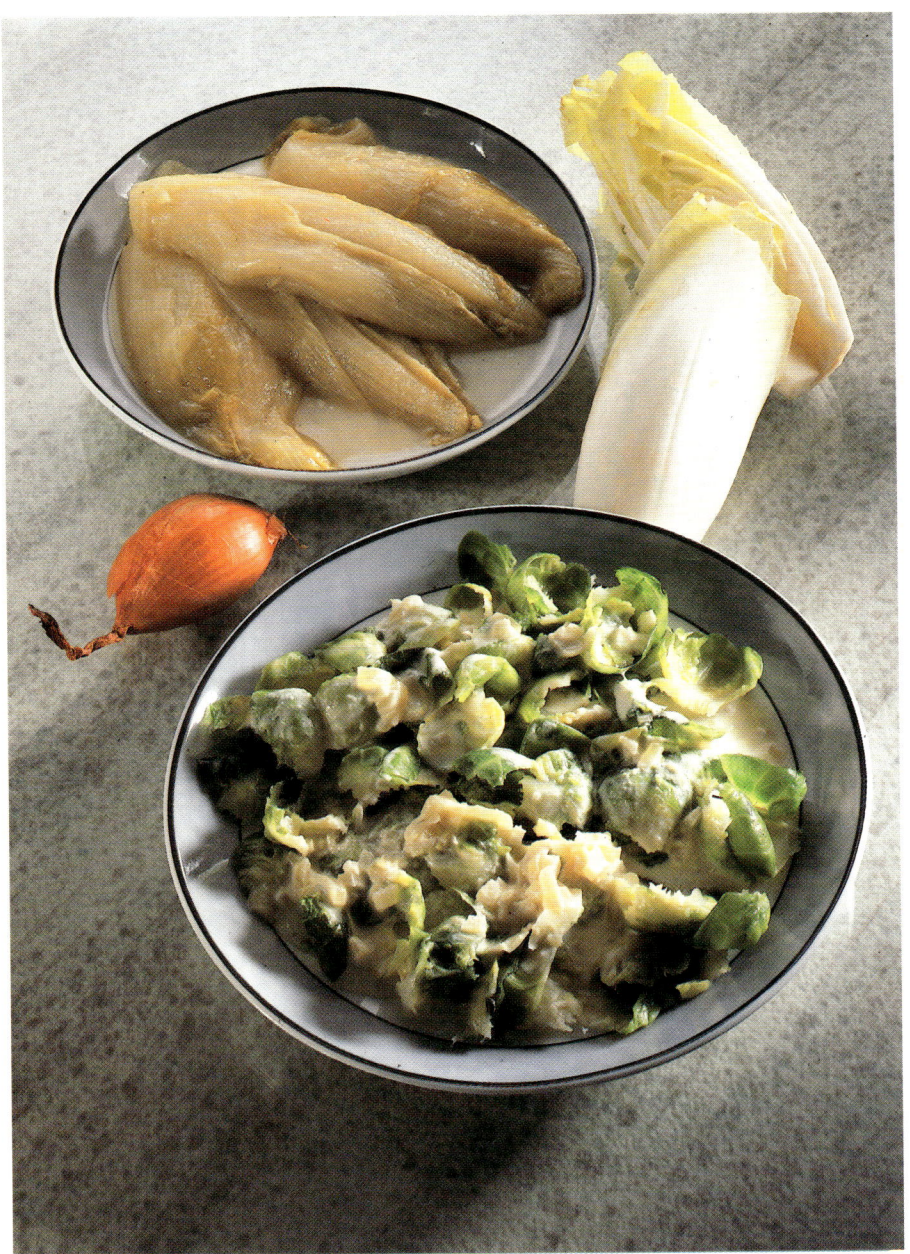

Salate und Rohkost

Auf dem Markt sehen wir immer wieder neue Sorten, die Sie alle in reichlicher Menge genießen dürfen.

Kopfsalat, das ganze Jahr erhältlich, wird in der kalten Jahreszeit im Treibhaus gezogen. Er wird rasch welk, wenn er lange in der Marinade liegt.

Eissalat oder Eisbergsalat ist zart und knackig, bleibt lange frisch und schmeckt sehr mild.

Spinat ist, wenn die kleinblättrigen Sorten sprießen, eine feine Salatpflanze. Er soll möglichst nur ganz kurz in der Soße liegen.

Löwenzahn ist bis Mai köstlich zart. Er darf nur von ungedüngten Wegen selbst geerntet werden. Im Geschäft gibt es langblättrigen Treibhauslöwenzahn.

Lollo rosso, in grün oder weiß, ist ein neu gezüchteter Freilandsalat. Die gekrausten Rosetten schmücken jeden Salatteller.

Sauerampfer, in Frankreich äußerst beliebt, gibt Salattellern (und Suppen) den letzten Pfiff.

Chinakohl kann als Salat oder Blattgemüse und zum Füllen für Kohlrouladen genommen werden.

Chicorée und **Radicchio** sind etwas herb; sie bereichern – auch optisch – jeden gemischten Salat.

Romana ist knackig, zart und sehr mild.

Frühlingszwiebeln sind milder als normale Zwiebeln. Sie können zusammen mit dem Grün unter Salate, andere Gemüse oder Suppen gegeben werden.

Milde Salatsoße
Verrühren Sie 1 bis 2 Teelöffel Zitronensaft oder milden Weinessig mit 1 Eßlöffel Wasser, je 1 Prise Salz und Zucker und 1 Teelöffel Öl (5 g). Dazu 1 bis 2 Teelöffel frisch gehackte Kräuter.

Salatsoße französische Art
1 bis 2 Teelöffel guten Weinessig mit 1 Prise Salz, 1 Messerspitze Senf und 1 Prise frisch gemahlenem Pfeffer verrühren. 1 bis 2 Teelöffel Öl (5 bis 10 g) langsam hinzufügen und kräftig unterschlagen.

Joghurtsoße
50 g Mager- oder Vollmilchjoghurt mit je 1 Prise Salz und Zucker, eventuell 1 Messerspitze Senf oder fein gehackten Kräutern, Tomatenmark oder Ketchup und Zitronensaft oder Essig abschmecken.

Salatsoße „Gourmet"
(Für 2 Portionen Blattsalat)
Mischen Sie 1 Eßlöffel Öl (10 g) mit 1 Teelöffel gutem Weinessig, je 1 Prise Salz und Pfeffer. Dazu kommen 2 Eßlöffel Orangensaft und 1 Eßlöffel Zitronensaft sowie 1 Teelöffel fein gehackte Petersilie. Wenn erlaubt, mit etwas Sherry aromatisieren.

Bereiten Sie für die **fettarme Diät** alle Salate **ohne Öl** zu. Für eine sämige Salatsoße können Sie Magerquark mit Fruchtsaft oder fein gewürzten Magermilchjoghurt nehmen.

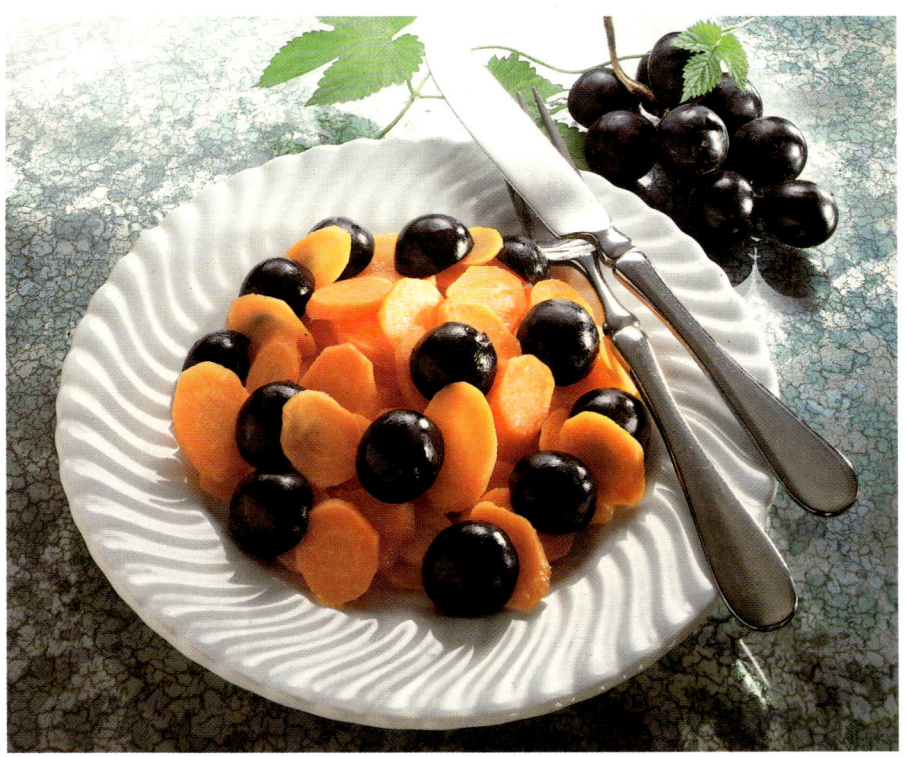

Karottensalat mit Zimt und Trauben

E 2 g	F 11 g	KH 19 g
kcal 190		kJ 795

eiweißarm

150 g Karotten, schräg in Scheiben
geschnitten

1 kleine Zimtstange

50 g blaue Trauben, entkernt

1 TL Essig

1 TL Zitronensaft

1 EL Öl (10 g)

1 Pr. Salz

1 Pr. Zucker

1 Msp. Senf

Die Karotten mit der Zimtstange fast weich dämpfen oder in wenig Wasser blanchieren und kalt abschrecken.

Die Trauben halbieren und entkernen. Aus Essig, Zitronensaft, Öl, Salz, Zucker und Senf eine Marinade herstellen und die Karotten darin wenden.

In einer Schale anrichten und mit den vorbereiteten Trauben garnieren.

Chicoréesalat mit Früchten

E 1,5 g	F 5 g	KH 15 g
kcal 115		kJ 480

eiweißarm

100 g Chicorée, in Stücken
50 g Apfel, in Schnitzen
50 g Orange oder Mandarinen, in Spalten
2 TL Zitronensaft
1 Pr. Salz
1 Pr. Zucker
eventuell 1 Pr. Pfeffer oder $1/2$ TL grüner Pfeffer
1 TL Öl (5 g)

Die Chicoréestückchen mit Apfelschnitzen und den Orangen- oder Mandarinenspalten locker mischen oder auf einem flachen Teller anrichten. Zitronensaft, Salz, Zukker, eventuell Pfeffer und Öl zur Marinade anrühren und über den Salat träufeln.

────────── Variation ──────────

Chicorée verträgt sich gut mit vielen anderen Früchten (Bananen, Erdbeeren, Kirschen, Kiwis, Melonen, Papaya). Für die Marinade können Sie statt Öl auch Sahne, saure Sahne oder Joghurt nehmen und zum Bestreuen eventuell ein paar geröstete Mandel- oder Nußstückchen verwenden, wenn die Diät nicht fettarm sein soll.

Chicoréesalat mit Avocado

E 3 g	F 28 g	KH 8,3 g
kcal 305		kJ 1275

eiweißarm

100 g Chicorée, in etwa 3 cm langen Stücken
50 g Mandarinen- oder Orangenfilets
75 g Avocado, mittelfest, in Streifen oder Würfeln
1 EL Zitronensaft
1 Pr. Salz
1 Pr. Pfeffer
1 T Öl (5 g)

Die Chicoréestückchen und die Mandarinen- oder Orangenfilets in einer Schale anrichten.
Die Avocado in einer Soße aus Zitronensaft, Salz, Pfeffer und Öl wenden und zu dem Salat geben. Die restliche Marinade darüber träufeln.

────────── Variationen ──────────

Fein geschnittener Chicorée beliebig mit Äpfeln, Bananen oder anderen Früchten garniert, ist eine willkommene Abwechslung. Ganze Blätter können Sie als Schiffchen anrichten und mit Kresse oder anderem Salat füllen.

Kressesalat

E 1 g	F 5 g	KH 5 g
kcal 70		kJ 295

eiweißarm

30 g Brunnenkresse

oder $^1/_2$ Kästchen Gartenkresse

2 EL Orangensaft

1 Msp. geriebene Schale einer

unbehandelten Orange

1 Pr. Salz

1 Pr. Zucker oder 1 Msp. Honig

1 EL Weißwein- oder Estragonessig

1 TL Öl (5 g)

50 g Radieschen, in Scheiben oder

Vierteln

Die Kresse von den Wurzeln befreien und vorsichtig in einem Sieb mit kaltem Wasser überbrausen, abtropfen lassen.

Den Orangensaft mit der Orangenschale, Salz und Zucker oder Honig verrühren. Mit Essig und Öl verquirlen.

Kresse und Radieschen auf einem Teller anrichten und die Soße darüber träufeln.

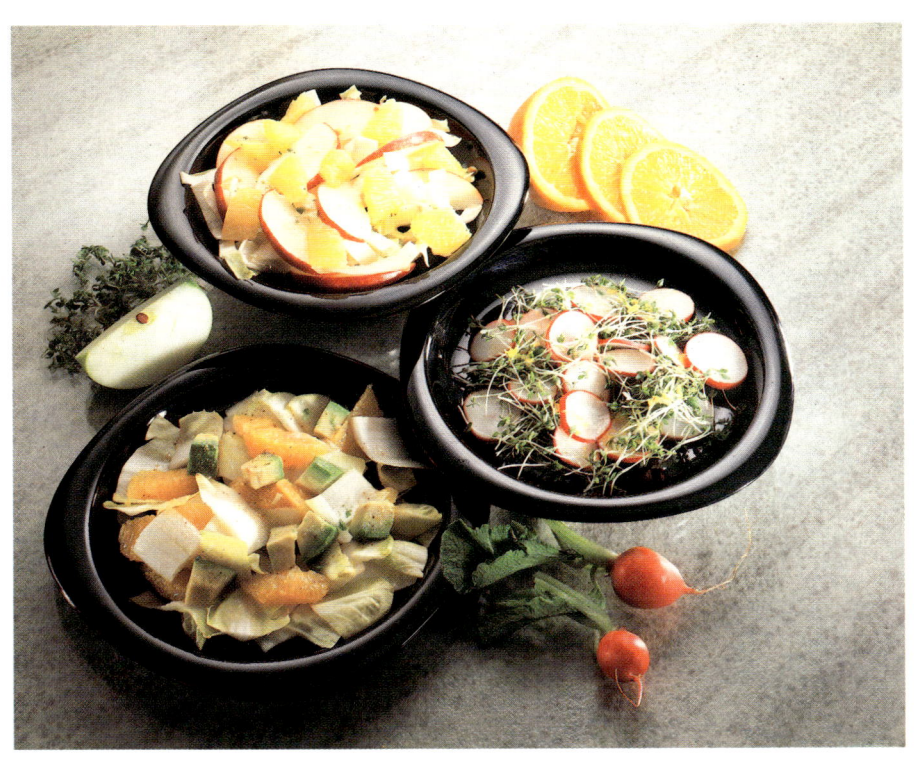

Blumenkohlsalat, maltesisch

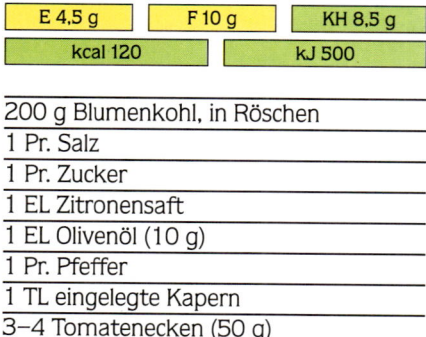

E 4,5 g	F 10 g	KH 8,5 g
kcal 120		kJ 500

200 g Blumenkohl, in Röschen
1 Pr. Salz
1 Pr. Zucker
1 EL Zitronensaft
1 EL Olivenöl (10 g)
1 Pr. Pfeffer
1 TL eingelegte Kapern
3–4 Tomatenecken (50 g)

Die Blumenkohlröschen in etwa $1/4$ l Wasser 3 bis 5 Minuten blanchieren, dann das erste Kochwasser abgießen. Nun die Röschen in $1/8$ l frischem Wasser mit 1 Prise Salz und Zucker weich dünsten, dann aus dem Kochwasser nehmen. Die Kochflüssigkeit mit Zitronensaft, Öl, Pfeffer und Kapern vermengen.
Die Röschen zuerst mit dem Kopf nach unten im Sud ziehen lassen. Nach etwa $1/2$ Stunde auf einem Teller anrichten. Die Kapern abseihen und über den Röschen verteilen. Mit Tomatenecken garnieren.

――――――― Tip ―――――――

Der Salat ist eine gute Verwendung für Gemüsereste. Wenn Sie kein Kochwasser übrig haben, nehmen Sie 2 bis 3 Eßlöffel heißes Wasser für die Marinade zu dem gekochten Gemüse.

Zucchinisalat mit Pinienkernen

E 3,3 g	F 10 g	KH 8,3 g
kcal 140		kJ 590

3–4 große Blätter Kopfsalat
oder Lollo rosso
100 g Zucchini, in feinen Scheiben
1 EL Pinienkerne (10 g)
1 TL Essig (z. B. Aceto Balsamico)
1 TL Zitronensaft
1 Pr. Salz
1 Msp. Pfeffer
1 TL Öl (5 g)
1 EL Basilikumblättchen, in Streifen

Die Salatblätter in einer Schale verteilen. Die Zucchinischeiben dazwischen stecken. Die Pinienkerne in einer Pfanne ohne Fettzugabe hellbraun rösten. Abgekühlt über den Salat streuen.
Aus Essig, Zitronensaft, Salz, Pfeffer und Öl eine Soße bereiten und über den Salat verteilen. Basilikum darüber streuen.

――――――― Variation ―――――――

Geben Sie blanchierte kleine Brokkoliröschen, gegarten Blumenkohl oder halbgare Karottenscheiben dazu.

――――――― Tip ―――――――

Brokkoli mit eiskaltem Wasser abschrecken, damit er seine schöne grüne Farbe behält.

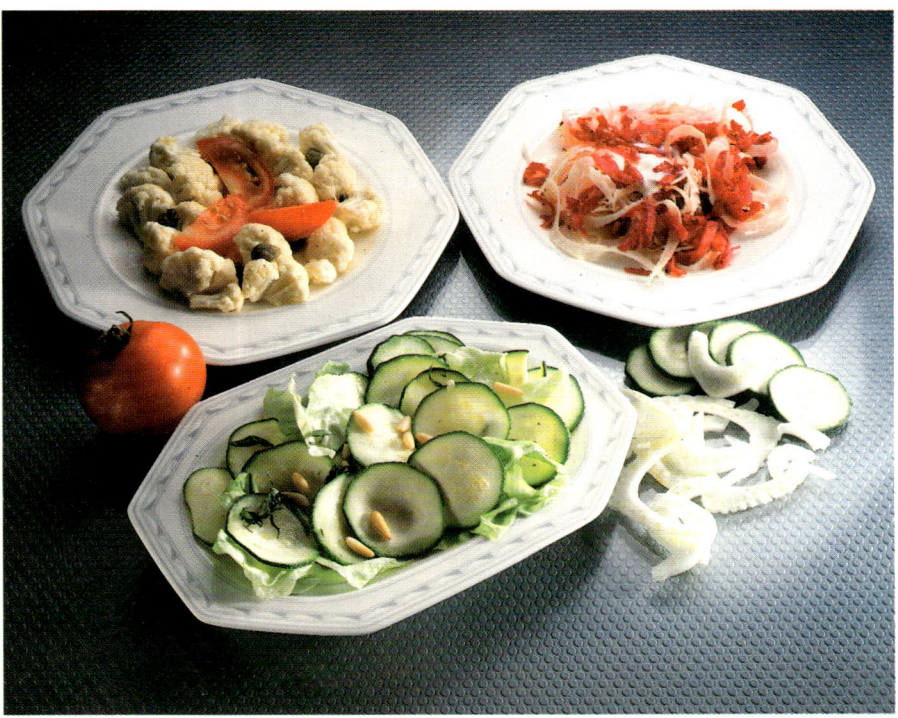

Rote-Bete-Rohkost mit Fenchel

E 4,5 g	F 5 g	KH 17 g
kcal 135		kJ 565

100 g rote Bete, roh

50 g Fenchel, ohne Strunk

1 EL Zitronensaft

1 Pr. Salz

1 Pr. Zucker

50 g saure Sahne oder Sahnejoghurt

Die roten Bete fein reiben. Den Fenchel quer in hauchdünne Scheiben schneiden. Das Gemüse locker mischen und mit Zitronensaft, Salz und Zucker würzen. In einer Schale anrichten und die saure Sahne oder den Joghurt als Klecks in die Mitte geben.

―――――― Variation ――――――

Nehmen Sie statt Fenchel winzige Röschen von rohem Blumenkohl oder Apfel- oder Birnenschnitze.

Süßspeisen und Desserts

Schnee-Eier auf Fruchtsoße

E 4,4 g	F 0 g	KH 43 g
kcal 195		kJ 820

fettarm

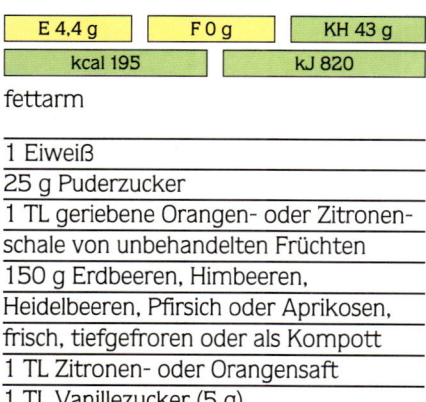

1 Eiweiß

25 g Puderzucker

1 TL geriebene Orangen- oder Zitronenschale von unbehandelten Früchten

150 g Erdbeeren, Himbeeren, Heidelbeeren, Pfirsich oder Aprikosen, frisch, tiefgefroren oder als Kompott

1 TL Zitronen- oder Orangensaft

1 TL Vanillezucker (5 g)

Das Eiweiß zu Schnee schlagen. Den Puderzucker einstreuen und kräftig unterschlagen. Mit Eßlöffeln große oder mit Teelöffeln kleine Nockerl in Eiform abstechen. In $1/4$ l siedendem Wasser kurz garen, dabei einmal wenden. Herausnehmen, abtropfen lassen und auf einen Teller legen. Die Orangen- oder Zitronenschale über die Schnee-Eier geben.
Die Früchte pürieren oder durch ein Sieb streichen und mit Zitronen- oder Orangensaft und Vanillezucker abschmecken. Die Schnee-Eier auf der Fruchtsoße anrichten.

Exotischer Fruchtsalat

E 2 g	F 0 g	KH 30 g
kcal 130		kJ 545

eiweißarm und fettarm

Für 2 Portionen

2 Passionsfrüchte

300 g gemischte, exotische Früchte (Kiwi, Mango, Papaya, Litschi, Karambole, Banane), in Scheiben, Spalten oder Würfeln

1 EL Limetten- oder Zitronensaft

1 EL Puderzucker (10 g)

2 Minze- oder Melissenzweige

Das Fruchtfleisch der Passionsfrüchte mit den Kernen auf 2 große Teller geben. Die Fruchtstücke dekorativ darauf verteilen. Mit Limetten- oder Zitronensaft beträufeln. Puderzucker darüber sieben und mit den grünen Blättchen garnieren.

Merke:
Wenn Sie rohe Kiwis mit Milchprodukten wie Quark und Joghurt mischen, entstehen in wenigen Minuten unangenehme Bitterstoffe.

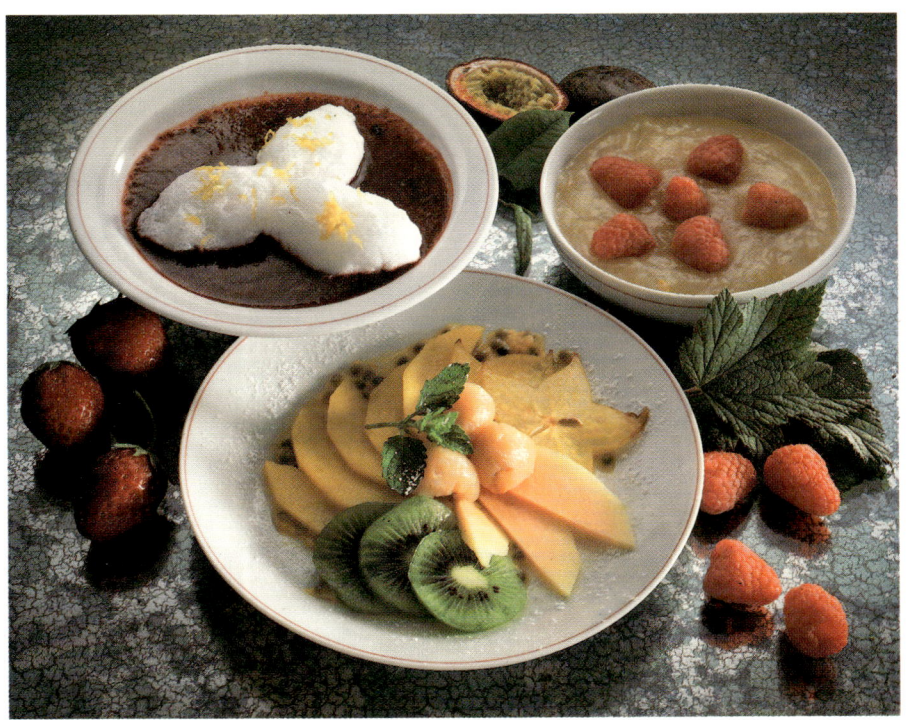

Melonenkaltschale

E 2,5 g	F 0,5 g	KH 24 g
kcal 115		kJ 480

eiweißarm und fettarm

200 g ausgelöstes Fruchtfleisch von
einer reifen Ogen- oder Netzmelone
(etwa von 1/4 Frucht)
3 EL Orangensaft
1 Msp. geriebene Schale einer
unbehandelten Zitrone
1 TL Zitronensaft

5 g Speisestärke
50 g frische Heidel- oder Himbeeren

Das Melonenfruchtfleisch mit Orangensaft und einer Tasse Wasser 5 Minuten kochen, dann pürieren. Zitronenschale und
Zitronensaft dazugeben. Die Stärke mit
1 Eßlöffel Wasser verrühren und in die
Melonenflüssigkeit einrühren, einmal kurz
aufkochen lassen. Nach dem Abkühlen
mit Heidel- oder Himbeeren in einer
Schale anrichten.

Gedünstete Früchte in Gelee

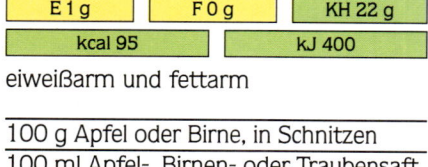

E 1 g	F 0 g	KH 22 g
kcal 95		kJ 400

eiweißarm und fettarm

100 g Apfel oder Birne, in Schnitzen
100 ml Apfel-, Birnen- oder Traubensaft
1 Gewürznelke
2–3 Tropfen Zitronensaft
1 EL Zucker (10 g)
1 Blatt weiße Gelatine

Die Fruchtstücke in Apfel-, Birnen- oder Traubensaft mit der Gewürznelke halb weich dünsten, nicht sprudelnd kochen. Vom Feuer nehmen und mit Zitronensaft und Zucker abschmecken.
Die Gelatine in kaltem Wasser einweichen, bis die Ränder weich sind. Das Blatt aus dem Wasser nehmen und in der noch warmen Kompottflüssigkeit auflösen. Mit den Fruchtstücken in eine Glasschale füllen und das Gelee im Kühlschrank fest werden lassen.

Variationen

Nehmen Sie auch Aprikosen, Pfirsiche, gemischtes Kompott oder für ein rotes Gelee Kirschen mit Kirschsaft und roter Blattgelatine.

Tip

Das Gelee ist sehr weich. Wenn Sie die Speise fester, zum Stürzen, haben möchten, binden Sie das Gelee einfach mit 2 Blatt Gelatine.

Birnensorbet

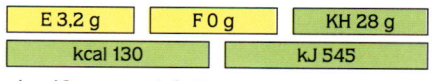

E 3,2 g	F 0 g	KH 28 g
kcal 130		kJ 545

eiweißarm und fettarm

Für 2 Portionen

1 kleine Dose Birnenkompott (480 ml)
1 EL Zitronensaft
1 Eiweiß
Minzeblättchen zum Garnieren

Das Kompott mit dem Fruchtsaft fein pürieren und mit dem Zitronensaft mischen. Das Eiweiß nicht ganz steif schlagen und unterziehen. Die Masse im Gefrierfach oder in der Sorbetmaschine halb steif werden lassen. Wenn Sie das Sorbet im Gefrierfach erkalten lassen, sollten Sie die Masse möglichst in eine weite Edelstahlschüssel geben und immer wieder umrühren, besonders wenn die Masse am Rande zu erstarren beginnt. Die Anrichteschalen auch vorkühlen und das eben erstarrende Sorbet mit Eßlöffeln darin anrichten und mit Minzeblättchen garnieren. Sofort servieren, denn Sorbet schmilzt schnell.

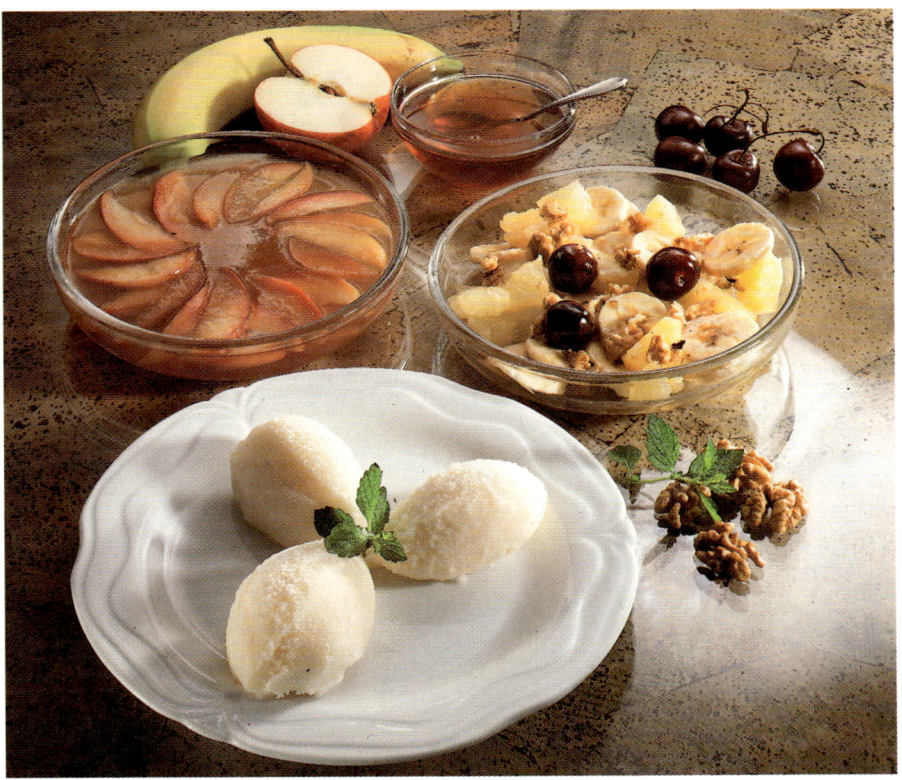

Bananensalat „Jamaika"

E 3,3 g	F 9,4 g	KH 35 g
kcal 245		kJ 1025

1 Limette oder $^1/_2$ Zitrone

1 kleine Banane (80 g), in Scheiben

1 Scheibe Ananas (50 g), in Stücken

2–3 Tropfen Rumaroma

1 TL brauner Zucker oder Honig (5 g)

1 EL grob gehackte Pekan- oder
Walnüsse (15 g)

3 frische oder kandierte Kirschen

Die Limette oder Zitrone dick schälen, so daß das Fruchtfleisch frei liegt. Das Fruchtfleisch aus den Kammern lösen, dabei die Kerne entfernen. Die Banane mit der Ananas zur Limette oder Zitrone geben. Mit Rumaroma und Zucker oder Honig abschmecken. Die Früchte in einer Schale anrichten und mit Nüssen und Kirschen garnieren.

Quarkauflauf mit Früchten

E 34 g	F 24 g	KH 68 g
kcal 640		kJ 2680

30 g feine Haferflocken

1 EL Butter oder Margarine (10 g)

1 Ei, getrennt

15 g Zucker

1 TL Vanillezucker

1 EL Zitronensaft

1 Msp. geriebene Schale einer
unbehandelten Zitrone

125 g Magerquark

1 TL Mehl (5 g)

150 g Kompottfrüchte (Aprikosen,
Pfirsiche, Kirschen, Pflaumen, Äpfel
oder Birnen)

1 EL Sonnenblumenkerne
oder Mandelblättchen (10 g)

1 gefettete kleine Auflaufform

Die Haferflocken in Butter oder Margarine goldgelb rösten, abkühlen lassen.
Das Eigelb mit Zucker und Vanillezucker cremig rühren. Zitronensaft und Zitronenschale, Quark, Mehl und die vorbereiteten Haferflocken dazugeben. Aus dem Eiweiß Eischnee schlagen und unterheben. Die Hälfte der Masse in die Form füllen. Früchte eventuell klein schneiden und darauf verteilen. Mit der Quarkmasse abdecken. Die Sonnenblumenkerne oder Mandelblättchen darüber streuen. Den Auflauf im vorgeheizten Ofen bei 200° C etwa 30 Minuten backen.

Hirsepfännchen mit Beeren

E 23 g	F 33 g	KH 71 g
kcal 690		kJ 2890

40 g Hirse

1 EL Mandelstifte (15 g)

$^1/_4$ l Milch

1 Pr. Salz

1 Msp. geriebene Schale einer
unbehandelten Zitrone

1 EL Honig (20 g)

1 Ei, getrennt

150 g Beeren (Brombeeren, Himbeeren,
Heidel- oder Johannisbeeren),
frisch oder tiefgefroren

1 EL Butter oder Margarine (10 g)

Die Hirse mit den Mandeln leicht anrösten, Milch, Salz und Zitronenschale dazugeben. Aufkochen und zugedeckt etwa 30 Minuten köcheln lassen. Dann den Brei mit Honig süßen. Das Eigelb unterziehen, das Eiweiß steif schlagen und mit frischen oder noch gefrosteten Beeren locker unterheben. Die Masse in ein gefettetes Pfännchen streichen. Mit Butter- oder Margarineflöckchen belegen. Bei 220° C im Backofen oder unter dem Grill kurz überbacken.

––––––––––––––– Variationen –––––––––––––––

Nehmen Sie statt Hirse Haferflocken oder Reis und statt Beeren Kompottfrüchte wie Äpfel, Pfirsiche, Aprikosen, Kirschen und Birnen. Sie können bei Unverträglichkeit das Eigelb weglassen und nur Eischnee unter den Milchbrei ziehen.

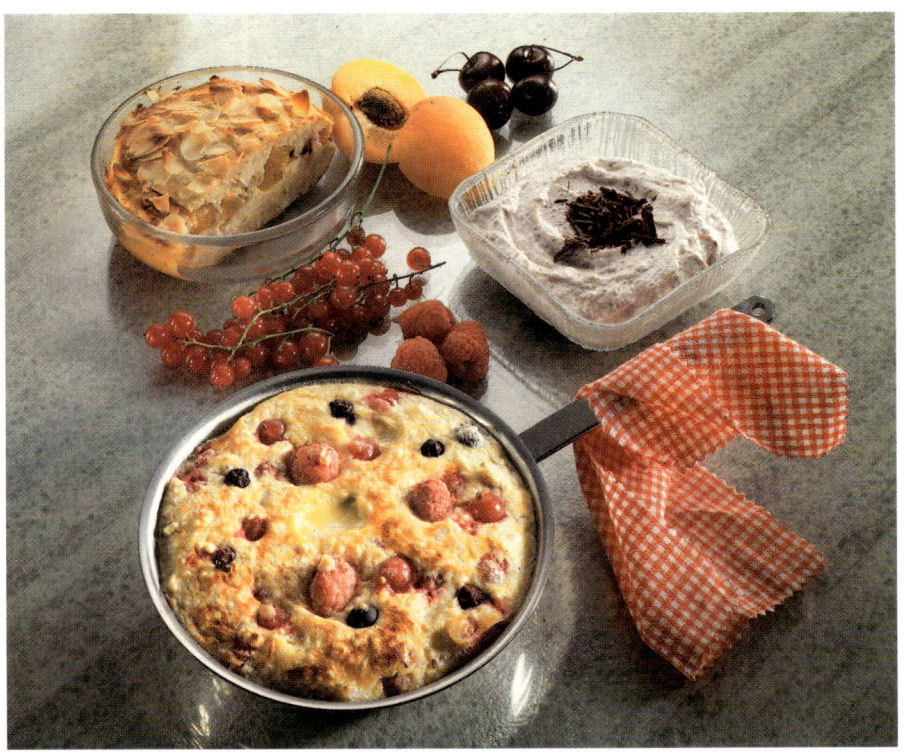

Schaumiger Schokoladenquark

E 20 g	F 4,5 g	KH 26 g
kcal 230		kJ 960

100 g Magerquark

1 TL Vanillezucker (5 g)

1 Msp. geriebene Schale einer
unbehandelten Zitrone

1 Eiweiß

1 EL Zucker (10 g)

1 EL geriebene Bitterschokolade (15 g)

nach Belieben 1 Stück Borkenschokolade
oder Schokoladenraspel zum Garnieren

Den Quark mit Vanillezucker und Zitronenschale verrühren. Das Eiweiß zu Schnee schlagen, den Zucker einrieseln lassen und kräftig unterschlagen, bis die Masse glänzt. Zusammen mit der Schokolade unter den vorbereiteten Quark heben. In eine Dessertschale füllen. Nach Belieben mit einem Stück Borkenschokolade oder ein paar Schokoraspeln garnieren und sofort servieren.

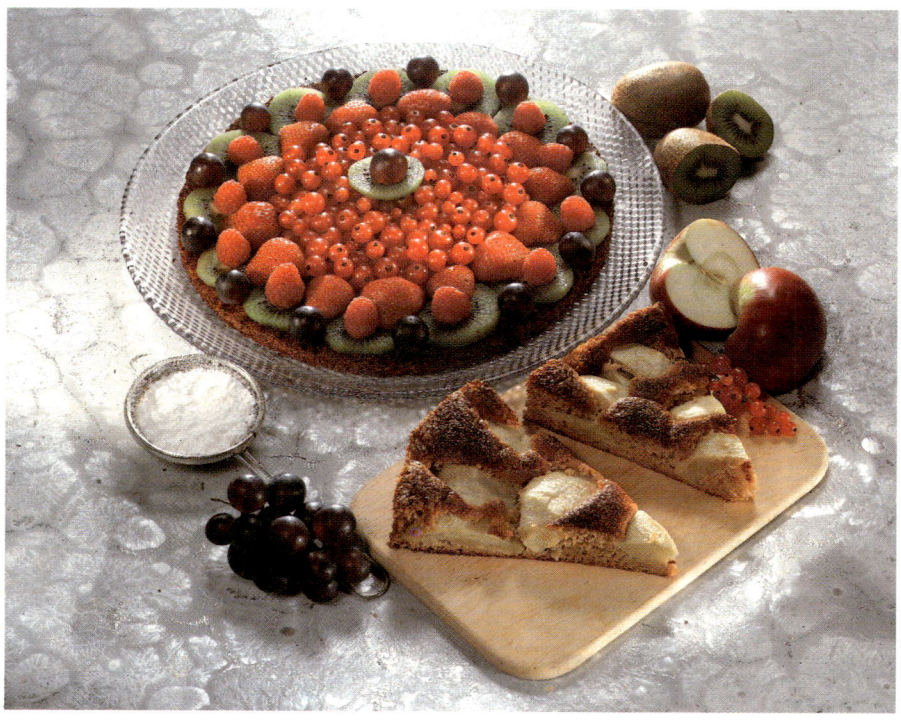

Gebackenes

Nehmen Sie zum Backen **Vollkornmehl,** auch gemischt mit weißem Mehl, hochwertige Diät- oder Pflanzenmargarine oder Butter und Eier nur, wenn Sie sie gut vertragen.

Hefe- oder Quark-Öl-Teig können Sie eifrei herstellen. Rührteige und Biskuit können Sie ohne Eigelb, dafür mit doppelter Menge Eiweiß (Eiklar) oder mit Ei-Ersatz backen.

Für streng eiweißarme Backwaren gibt es **eiweißarmes Diätmehl** und Ei-Ersatz.

Biskuit, Hefeteig, Quark-Öl-Teig und Rührteig können Sie mit fein gemahlenem Weizenvollkornmehl nach dem gewohnten Rezept zubereiten. Gute Backergebnisse bekommen Sie, wenn Sie die Hälfte des Weißmehles (Type 405) bei den gewohnten Rezepten durch Vollkornmehl ersetzen.

Bei Plätzchen oder Keksen erreichen Sie mit Vollkornmehl andere Backergebnisse. Backen Sie immer zuerst ein Probeplätzchen, eventuell ist eine Zugabe von etwas Weißmehl für einen geschmeidigen Teig hilfreich.

Belegen Sie die Bleche mit Backpapier, auch Kasten- und Springformen kann man gut damit auskleiden.

Ein Tip für alle, die gern in einer Springform Kuchen backen: Ziehen Sie Backpapier von der Rolle, legen Sie es auf den Boden der Form und spannen den Außenring fest. Das eingeklemmte Papier schneiden Sie außen am Boden entlang ab. So sparen Sie sich lästiges Vorzeichnen auf dem Papier, aufrollen kann es sich so auch nicht. Übrigbleibende Schnipsel eignen sich übrigens noch gut als Unterlage für Plätzchen.

Vollkornbiskuit

E 3,3 g	F 2,8 g	KH 12 g
kcal 90		kJ 380

Für 12 kleine Stück (Nährwertangaben ohne Füllung und Belag)

4 Eier, getrennt
100 g Honig
100 g Weizenvollkornmehl
1 TL Backpulver
1 TL geriebene Schale einer unbehandelten Zitrone
1 gefettete Kasten- oder Springform für die Roulade 1 mit Backpapier ausgelegtes Backblech

Die Eigelbe mit Honig und 2 Eßlöffeln heißem Wasser schaumig schlagen. Die Eiweiße steif schlagen, auf die Eigelbcreme setzen. Das Mehl mit Backpulver darüber sieben, die Zitronenschale hinzufügen und alles vorsichtig mischen. Anschließend den Teig in die vorbereitete Form füllen oder auf das Blech streichen. Bei 175°C die Form, bei 200°C das Blech 20 bis 30 Minuten backen.

Variationen
Apfelbiskuit
Füllen Sie den Teig in eine gefettete Springform und verteilen 500 g feine Apfelschnitze darüber. Nach dem Backen mit Puderzucker bestäuben.

Zwieback
Backen Sie den Teig in einer gefetteten Kastenform. Den Kuchen nach 2 Tagen in feine Scheiben schneiden. Diese im Ofen bei schwacher Hitze (100 bis 150°C) nebeneinander auf einem Rost liegend nachbacken, bis sie hart, aber nicht dunkel sind.

Boden für Obstkuchen
Für einen dünnen Kuchenboden genügt die halbe Teigmenge.

Biskuitroulade
Legen Sie ein Kuchenblech mit Backpapier aus und streichen den Teig darauf. Bei 200°C etwa 10 Minuten backen. Nach dem Backen den Biskuit sofort auf ein feuchtes Tuch stürzen. Das Backpapier gut anfeuchten und abziehen. Die Biskuitplatte mit Konfitüre bestreichen und noch warm mit Hilfe des Tuches einrollen.

 Tip

Nehmen Sie für den Biskuitteig einmal feines **Buchweizenmehl** anstelle von Vollkornmehl.

Butterkekse

E 0,7 g	F 1 g	KH 6 g
kcal 40		kJ 170

Für 60 Stück

60 g Butter oder Margarine
120 g Puderzucker
2 Eier
250 g Mehl
1 TL Backpulver
125 g Speisestärke, vorzugsweise Kartoffelstärke

Die Butter oder Margarine und den Puderzucker mit den Eiern schaumig rühren. Mehl, Backpulver und Stärke unterkneten. Den Teig zugedeckt mindestens 1 Stunde kalt stellen. Danach dünn ausrollen und Kekse ausstechen. Auf einem mit Backpapier belegten Blech bei 150 bis 170° C etwa 15 Minuten backen.

Merke:
10 Butterkekse enthalten 7 g Eiweiß und 10 g Fett

Für die **eiweißarme Diät** nehmen Sie statt Mehl und Speisestärke 375 g **eiweißarmes Diätmehl** für das Rezept.

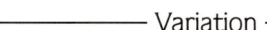
––––––––––––– Variation –––––––––––––

Bestreichen Sie die Kekse nach dem Backen mit einer Glasur aus Puderzucker und Zitronensaft oder setzen Sie 2 Stück mit etwas Johannisbeergelee zusammen.

Quarkstollen

E 4 g	F 9 g	KH 32 g
kcal 230		kJ 960

Für 25 Stück

200 g Butter oder Margarine
175 g Zucker
2 Eier
1 Päckchen Vanillezucker
250 g Magerquark
200 g Sultaninen
100 g Zitronat oder Orangeat
125 g Mandelstifte
500 g Mehl
1 Päckchen Backpulver

Die Butter oder Margarine mit dem Zucker und den Eiern schaumig rühren. Vanillezucker, Quark, Sultaninen und Zitronat oder Orangeat mit den Mandelstiften zufügen. Das Mehl mit dem Backpulver mischen und in 2 bis 3 Portionen einarbeiten. Den Teig kurz auf der Arbeitsfläche kneten und mit bemehlten Händen zu einem Stollen formen. Auf ein mit Backpapier belegtes Blech geben und 60 bis 70 Minuten bei 175° C backen.

Den fertigen Stollen völlig abkühlen lassen, nach Belieben dünn mit Puderzucker bestäuben und in Folie wickeln. Vor dem Anschneiden 3 bis 4 Tage ruhen lassen. Im Kühlschrank kann der Quarkstollen 3 bis 4 Wochen aufbewahrt werden.

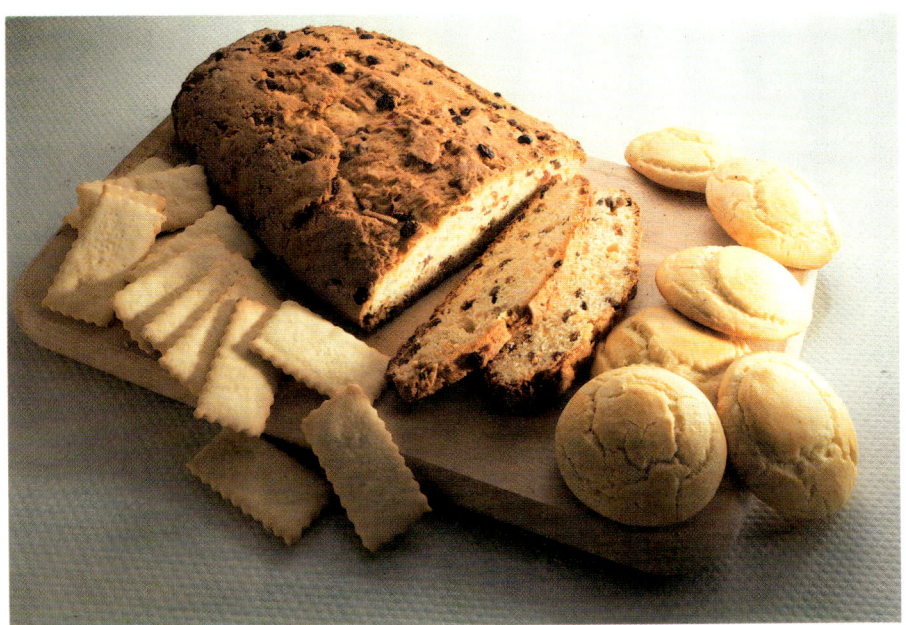

Amerikaner

E 3 g	F 8 g	KH 35 g
kcal 235		kJ 990

Für 6 Stück

Teig:

50 g Butter oder Margarine

50 g Zucker

1 TL Vanillezucker

1 Ei

$^1/_2$ Päckchen Vanillepuddingpulver

80 g Mehl

40 g Speisestärke

2 gestr. TL Backpulver

Zum Bestreichen:

1 EL Milch

Guß:

50 g Puderzucker

1–2 EL Zitronensaft

Die Butter oder Margarine mit dem Zucker, dem Vanillezucker und dem Ei schaumig rühren. Puddingpulver, Mehl, Stärke und Backpulver sieben und hinzufügen und alles zu einem glatten Teig verrühren. 6 Teigportionen auf ein mit Backpapier belegtes Blech setzen und mit einem Messer in Kegelform drücken. Mit Milch bestreichen und etwa 10 Minuten bei 175° C backen.

Nach dem Abkühlen auf der Unterseite mit einem Guß aus Puderzucker und Zitronensaft bestreichen.

Quark-Öl-Teig mit Weizenvollkornmehl

E 3,3 g	F 6 g	KH 12 g
kcal 120		kJ 500

Für 9 Stück (siehe Variationen)

75 g Magerquark
50 g Öl
50 ml Milch
1 Pr. Salz
150 g Weizenvollkornmehl
$1/2$ Päckchen Backpulver

Den Quark mit Öl, Salz und Milch verrühren. Das Mehl mit dem Backpulver mischen und dazugeben, den Teig rasch zusammenkneten.

Mit bemehlten Händen das gewünschte Gebäck daraus formen (siehe unten) oder den Teig auf ein gefettetes Blech drücken und mit Obst (oder Pizza-Auflage) beliebig belegen.

Kleingebäck oder Blechkuchen bei 200° C backen.

——————— Variationen ———————

Sie können aus dem Teig nach Belieben unterschiedliche Gebäcke zubereiten:

- einen **Zopf;**
- süße oder salzige **Brötchen, Brezeln, Hörnchen** beziehungsweise **Kipferln,** von jeweils 50 g Teig;
- kleine **Partybrötchen** von jeweils 30 g Teig, die mit Sesam, Kümmel, Mohn oder Salz bestreut werden;
- **Blechkuchen** mit eingebackenem Obst, zum Beispiel Äpfeln, Aprikosen, Birnen oder Pflaumen.

Focaccia – italienisches Fladenbrot

E 8,6 g	F 5 g	KH 46 g
kcal 270		kJ 1130

Für 4 ovale Fladen

15 g frische Hefe
150 ml Milch
250 g Mehl, Type 405 oder 550
1 EL Öl (10 g)
1 Pr. Salz
Salz, Pfeffer und Rosmarin
zum Bestreuen

Die Hefe in der Milch auflösen. Dann das Mehl, Öl und Salz zufügen und alles gründlich zu einem Teig verkneten. An einem warmen Ort knapp zur doppelten Größe aufgehen lassen. Dann den Teig erneut durchkneten und in 4 Kugeln teilen. Ein paar Minuten ruhen lassen.

Dann zu 4 ovalen Stücken in Handgröße ausrollen. Auf ein gefettetes Backblech legen. Mit einem scharfen Messer ein Rhombenmuster vorsichtig in den Teig ritzen. Mit Salz, Pfeffer und Rosmarin bestreuen. Nochmals 10 Minuten aufgehen lassen. Bei 200° C 15 bis 20 Minuten hellbraun backen.

——————— Variationen ———————

Nehmen Sie zum Bestreuen 1 bis 2 Eßlöffel Parmesankäse oder bröckeln Sie ein kleines Stückchen Gorgonzola darüber.

Backen Sie einen großen Focaccia, wenn Gäste kommen und reichen Sie das lauwarme Brot zum Aperitif oder einem Glas Wein.

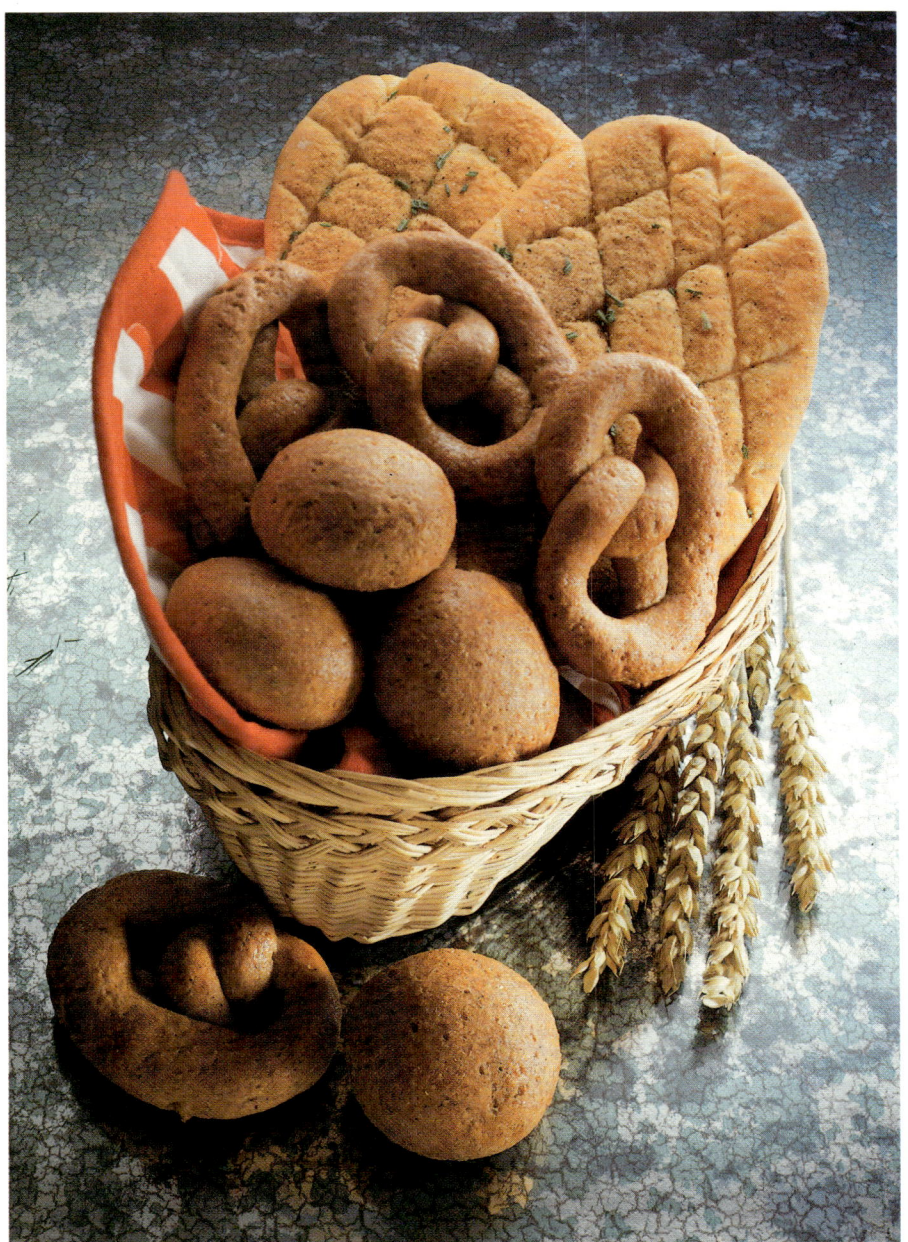

Eiweißarmes Brot

E 0 g	F 2,5 g	KH 20 g
kcal 90		kJ 380

eiweißarm und fettarm

Für 20 Stück

30 g frische Hefe
300 ml lauwarmes Wasser
400 g eiweißarmes Fertigmehl
50 g Butter oder Margarine
1 TL Salz
nach Belieben 1 EL Brotgewürz, Kümmel, Anis oder Koriander
1 gefettete Kastenform (30 cm lang)

Die Hefe in dem lauwarmen Wasser auflösen. Das Fertigmehl, die flüssige Butter oder Margarine, Salz und Gewürze hinzufügen. Den Teig zuerst verrühren, dann gründlich kneten. In die vorbereitete Form füllen und an einem warmen Ort um $1/3$ der Höhe aufgehen lassen. Bei 200° C in den Ofen schieben, nach 10 Minuten auf 175° C zurückstellen und etwa 40 Minuten backen.

Anmerkung:
Eiweißarmes Fertigmehl gibt es in Apotheken und einigen Reformhäusern auf Bestellung oder über den Direktversand. Ihr Arzt oder das Krankenhaus kann Ihnen die Anschriften vermitteln.

Walnußbrot

E 4,2 g	F 5 g	KH 15 g
kcal 125		kJ 525

Für 20 Scheiben

400 g dunkles Weizenmehl, Type 1050
1 Päckchen Backpulver
1 TL Salz
100 g Walnußkerne, grob gehackt
2 Eier
250 ml Milch
1 gefettete Kastenform (30 cm lang)

Das Mehl mit Backpulver, Salz und Nüssen trocken mischen. Die Eier mit der Milch verrühren, zur Mehlmischung geben und mit einem Kochlöffel langsam unterrühren. Den Teig in die vorbereitete Form füllen und 20 Minuten ruhen lassen. Dann bei 200° C etwa 45 Minuten backen.
Das Brot 5 Minuten in der Form ruhen lassen, dann herausnehmen und ganz abkühlen lassen. Danach in Folie wickeln und vor dem Anschneiden 2 Tage im Kühlschrank aufbewahren.

Tip

Das Brot ist fertig, wenn es beim Klopfen mit dem Fingerknöchel hohl klingt. Wenn nötig, die Backzeit verlängern.

Variationen

Nehmen Sie statt Walnüssen einmal Pekannüsse, gehobelte, leicht geröstete Haselnüsse oder gehackte Cashewkerne.

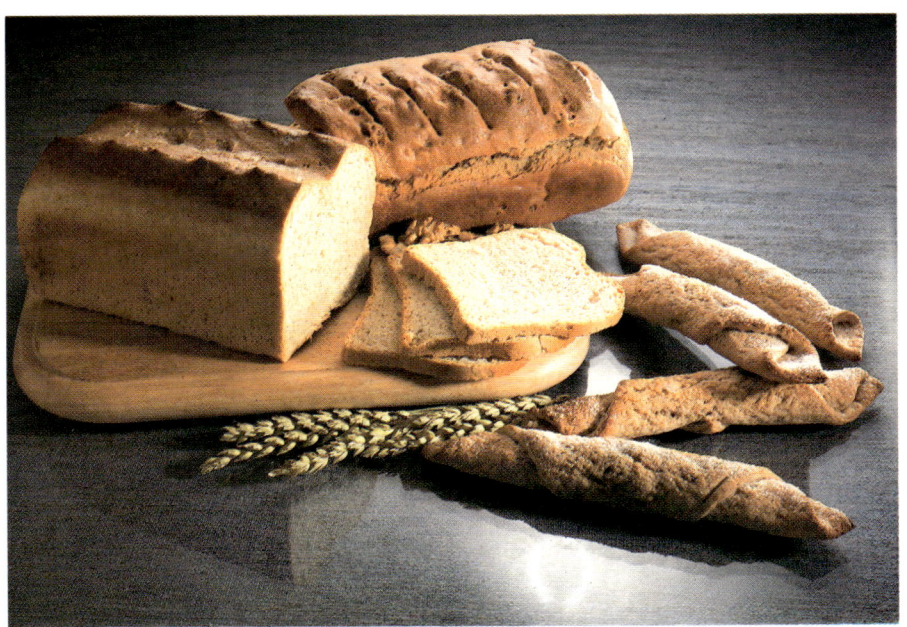

Salzstangen

E 6,2 g	F 1 g	KH 30 g
kcal 160		kJ 670

fettarm

Für 6 Stück

125 g Weizenvollkornmehl

125 g Mehl, Type 405

$^1/_2$ Würfel frische Hefe

oder 1 Päckchen Trockenhefe

1 Pr. Salz

200 ml Buttermilch

grobes Salz zum Bestreuen

Die Mehle mit Trockenhefe und Salz mischen. (Frische Hefe in der Buttermilch auflösen.) Die Buttermilch dazugeben, langsam einrühren und den festen Teig gründlich kneten.

An einem warmen Ort knapp zur doppelten Größe aufgehen lassen. Dann den Teig erneut durchkneten und auf bemehlter Fläche zu einem Rechteck von etwa 40 x 26 cm ausrollen. 6 Quadrate von 13 cm Seitenlänge ausschneiden. Von einer Spitze her zu Stangen rollen. Auf ein mit Backpapier belegtes Blech geben. Noch einmal kurz aufgehen lassen, dann mit Wasser leicht anfeuchten und mit Salz bestreuen. Bei 200° C 15 bis 20 Minuten backen.

Kleine Mahlzeiten und Getränke

Zungensülze mit buntem Gemüse

E 11 g	F 8 g	KH 7,5 g
kcal 150		kJ 630

50 g Pökelzunge, in Scheiben
1 Bund Suppengrün (100 g),
in sehr feinen Würfeln
4–5 Petersilien- oder
kleine Sellerieblätter
$^1/_8$ l klare Brühe oder Kalbsfond
1 TL Essig oder Zitronensaft
2 Blatt weiße Gelatine

Die Zungenscheiben dekorativ in einen tiefen Teller legen.

Die Gemüsewürfel $^1/_2$ Minute in wenig kochendes Wasser geben oder kurz dämpfen, dann kalt abschrecken. Zusammen mit den Petersilien- oder Sellerieblättchen zu den Zungenscheiben legen. Kalt stellen.

Die Brühe mit Essig oder Zitronensaft abschmecken. Die Gelatine in kaltem Wasser einweichen, bis die Ränder weich sind, dann herausnehmen und in der warmen Brühe auflösen. Die abgekühlte Brühe dann löffelweise über die vorbereiteten Zungenscheiben und die Gemüsewürfel geben. Die Sülze im Kühlschrank fest werden lassen.

Tzatziki mit Knoblauchbrot

E 12 g	F 2 g	KH 35 g
kcal 210		kJ 880

fettarm

100 g frische Gurke
1 Becher Magermilchjoghurt (150 g)
1 TL Dill, gehackt
1 TL Schnittlauch, geschnitten
1 Msp. Senf
1 Pr. Salz
1 Pr. Pfeffer
50 g Stangenweißbrot
1–2 Knoblauchzehen
Gurken- oder Tomatenscheiben

Die Gurke, eventuell mit Schale, in feine Streifen schneien oder grob raffeln. Den Joghurt untermischen und mit den Kräutern sowie Senf, Salz und Pfeffer würzen. Das Tzatziki 1 bis 2 Stunden im Kühlschrank ziehen lassen.

Vor dem Servieren das Weißbrot in Scheiben schneiden und toasten oder unter dem Grill hellbraun rösten. Die warmen Brotscheiben mit der halbierten Knoblauchzehe einreiben. Tzatziki mit Gurken- oder Tomatenscheiben anrichten und das Knoblauchbrot dazu reichen.

Wenn Fett erlaubt ist, können Sie für Tzatziki Vollmilchjoghurt oder nach Belieben Sahnejoghurt nehmen und das Knoblauchbrot dünn mit Butter oder Margarine bestreichen.

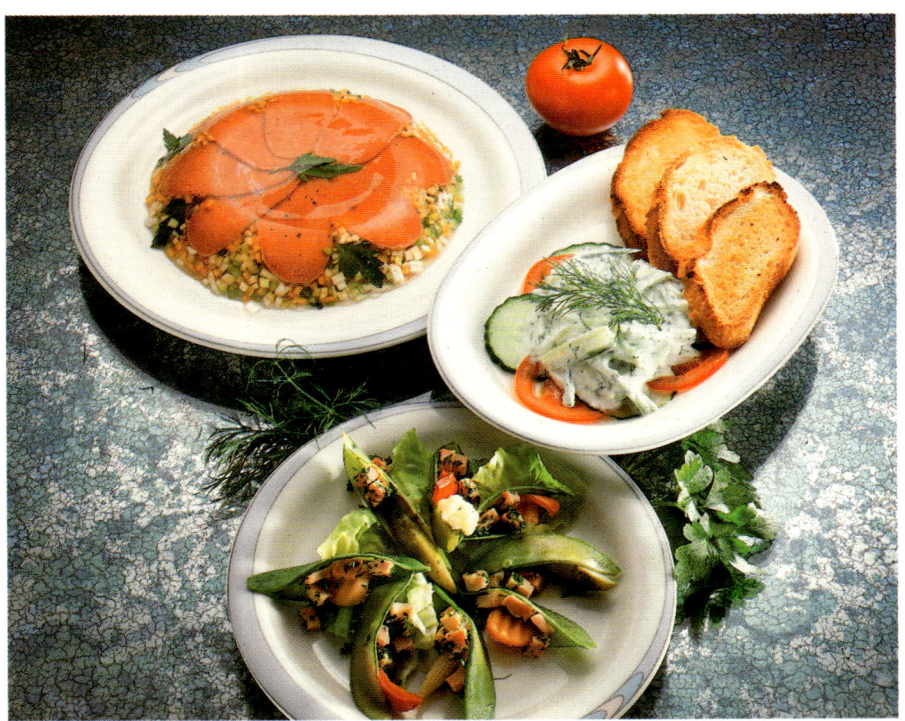

Schiffchen aus Zuckerschoten

E 12 g	F 10 g	KH 10 g
kcal 185		kJ 775

100 g Zuckerschoten

1 Pr. Salz

50 g gekochter Schinken

oder Pökelzunge, in Würfeln

1 Msp. Senf

1 EL gemischte Kräuter, fein gehackt

50 g eingelegtes, saures Gemüse

(Cornichons, Silberzwiebeln,

junge Maiskölbchen)

Salatblätter zum Anrichten

Die Zuckerschoten entfädeln und auf einer Seite aufschlitzen. 5 Minuten in kochendem Salzwasser blanchieren, dann kalt abschrecken und trockentupfen.

Schinken- oder Zungenwürfel mit Senf und Kräutern mischen und in die Schoten-Schiffchen füllen. Das sauer eingelegte Gemüse in Scheiben oder ganzen Stücken dazwischen stecken.

Auf Salatblättern anrichten.

Mariniertes Fischfilet auf Salat

E 23 g	F 10 g	KH 4 g
kcal 205		kJ 860

1 gekochtes oder gedünstetes Fischfilet
(Kabeljau, Goldbarsch, Seelachs, Forelle
oder Seezunge) (100 g)
1 EL Zitronensaft
1 Pr. Salz
1 Pr. weißer Pfeffer
3–4 Blatt Romanasalat
1–2 TL Essig
1 Msp. Senf
2–3 EL Orangensaft
1 Schalotte (10 g), fein gehackt
1 EL Öl (10 g)
1 kleine Tomate oder
Kirschtomaten (50 g)

Das Fischfilet mit Zitronensaft beträufeln und mit Salz und Pfeffer würzen, kurz ziehen lassen.
Die Salatblätter wenn nötig ein- bis zweimal quer durchschneiden und auf einen großen Teller verteilen. Aus Essig, Senf und Orangensaft eine Marinade bereiten. Mit Salz und Pfeffer würzen und die Schalottenstückchen dazugeben. Zuletzt das Öl unterschlagen und die Salatblätter damit beträufeln. Das Fischfilet in Stücke schneiden und auf dem Salat anrichten. Mit Tomatenscheiben oder Kirschtomaten garnieren.

Reissalat mit Mango und Schinken

E 15 g	F 21 g	KH 55 g
kcal 480		kJ 2010

150 g gekochter Langkornreis
oder Vollkornreis (= 50 g roh)
100 g Mango,
in 2–3 cm langen Stücken
1–2 EL milder Weinessig
1 Pr. Salz
1 Pr. Pfeffer
eventuell $1/2$ TL Curry
1–2 EL Mangosaft, wenn abgetropft
oder anderer heller Fruchtsaft
1 EL Öl (10 g)
50 g magerer gekochter Schinken,
in Würfeln
1 EL frisch gezupfte Petersilien- oder
Korianderblättchen

Den Reis mit den Mangostückchen locker mischen. Aus Essig, Salz, Pfeffer, eventuell Curry sowie Mangosaft und Öl eine Marinade bereiten und unter den Reis heben. Den Reissalat kurz ziehen lassen, dann abschmecken und den Schinken unterheben. Mit grünen Blättchen bestreuen und sofort servieren.

Tip

Koriander können Sie selbst aus den Samen beziehungsweise den Gewürzkörnern ziehen. Die zarten, feinen Blättchen kann man schon nach wenigen Tagen abnehmen und für Salate oder Suppen verwenden.

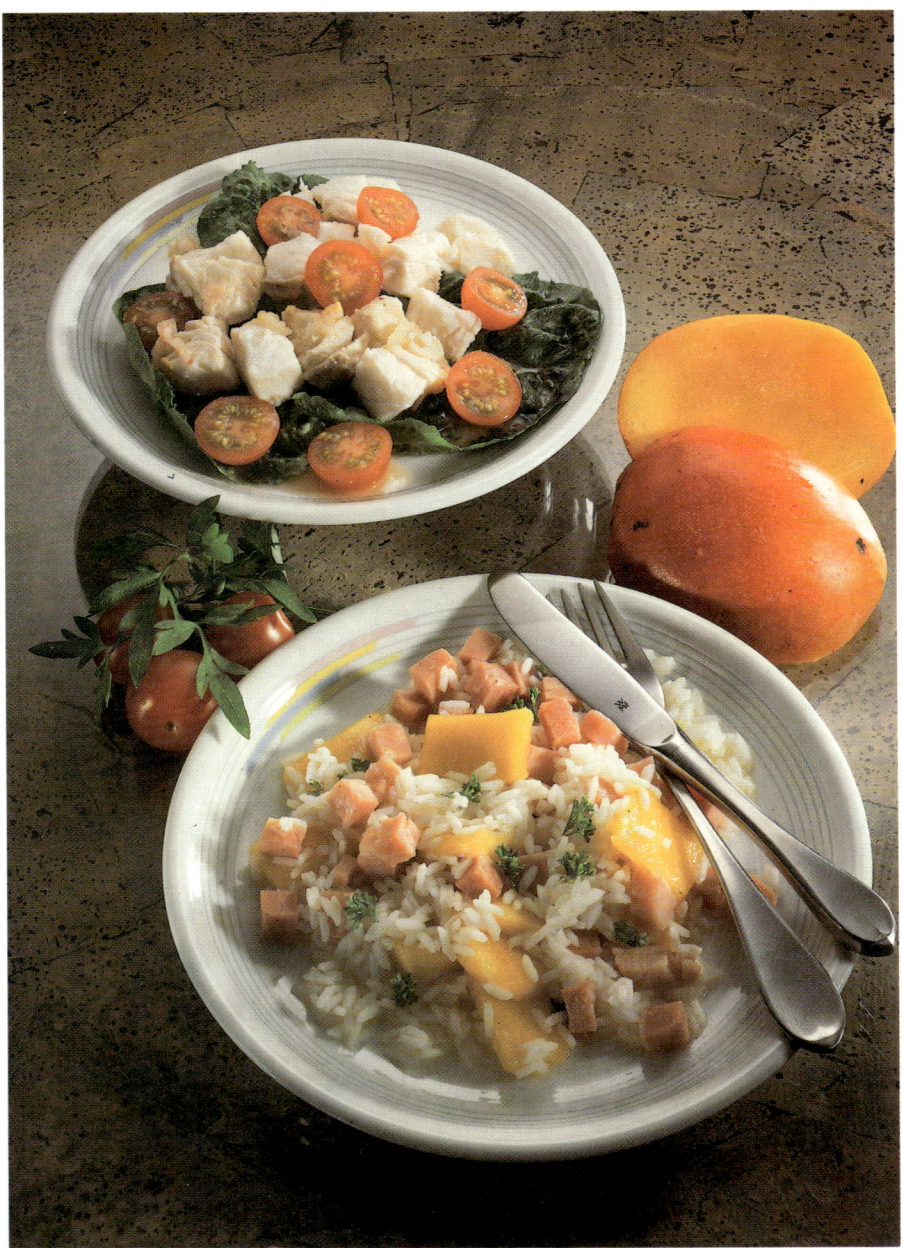

Für den Brotbelag

fettarm

Quark, in jeder Form angemacht
Hüttenkäse oder körniger Frischkäse
fettarmer Käse (unter 40% F.i.Tr.)
Doppelrahmfrischkäse,
dünn aufgestrichen
fettarmer kalter Braten
Lachsschinken, Bündner Fleisch,
magerer roher und gekochter Schinken,
ohne Fettrand
fettarme Diätwurst
an Stelle von Butter und Margarine:
Apfel-, Gurken-, Tomaten- oder
Rettichscheiben

eiweißarm und **fettarm**

Konfitüre, Gelee und Marmelade
Honig
Bananenscheiben
Obst und Gemüse, wie oben
vegetarische Pasten (z. B. Tartex)

eiweißarm

Butter oder Margarine
angemacht mit Kräutern, Senf, Tomatenmark, Gewürzen
oder
Honig, Preiselbeeren
fein gehackten Sultaninen

Großmutters Jus

Großmutters Jus ist **fettarm, eiweiß-
arm** und **würzig.**
Jus können Sie als Brotbelag oder Beilage
zu kalten Gerichten servieren, in beliebiger
Menge (das Rezept beispielsweise verdop-
peln) zubereiten und bis zu einer Woche im
Kühlschrank aufheben.
Nehmen Sie dazu:

| 3 Blatt weiße Gelantine |
| 150 ml Wasser |
| 50 ml Maggi |

Die Gelatine in kaltem Wasser einweichen,
bis die Ränder weich sind, dann herausheben und in 150 ml heißem Wasser auflösen. Maggi zufügen und gut unterrühren.
In einer Schale im Kühlschrank erstarren
lassen.
Diese Jus ist nach 3 bis 4 Stunden schnitt-
fest und kann portionsweise in Scheiben
oder Würfel geschnitten werden.
Wenn Sie die Jus etwas weicher mögen,
erhöhen Sie bei der Zubereitung die Was-
sermenge auf 175 ml.

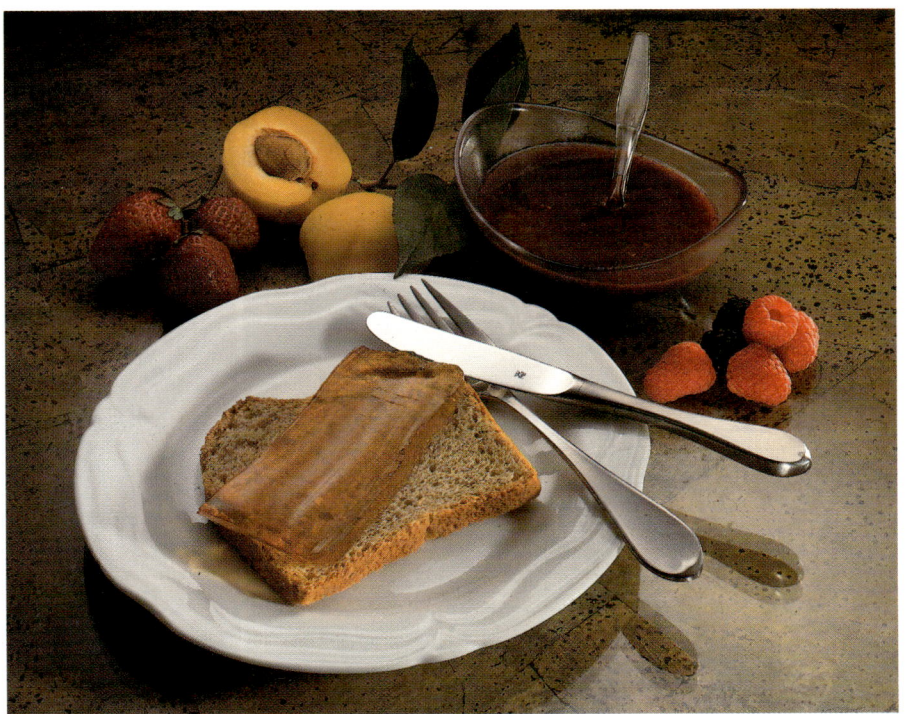

Roh gerührte Marmelade

Die gesamte Portion enthält:

E 3 g	F 0,8 g	KH 274 g
kcal 1115		kJ 4683

fettarm und eiweißarm

Für 20 Portionen

250 g Früchte (Erdbeeren, Himbeeren, Brombeeren oder Aprikosen)

250 g Zucker oder Honig

einige Tropfen Zitronensaft

Die Früchte mit dem Zucker oder Honig pürieren und so lange schlagen, bis sich der Zucker vollständig aufgelöst hat und eine homogene Masse entstanden ist. Zum Schluß den Zitronensaft unterrühren. Die Marmelade in kleine heiß ausgespülte Gläschen füllen. Im Kühlschrank hält sich diese Marmelade 10 bis 14 Tage.

Tip

Im Winter kann man auch aus tiefgekühlten Früchten Marmelade in kleinen Portionen herstellen. Roh gerührte Marmelade ist ein feiner fruchtiger Aufstrich.

Vollkornmüsli
mit frischen Früchten

E 5 g	F 0,6 g	KH 58 g
kcal 265		kJ 1110

fettarm

2 EL frisch geschroteter Weizen (30 g)
oder grobe Weizen- oder Haferflocken

1 EL Zitronensaft

1 kleiner Apfel (100 g)

1 EL Honig (20 g)

150 g Früchte der Jahreszeit (Aprikosen,
Pfirsiche, Mandarinen, Orangen, Beeren),
in Schnitzen oder Stücken

Den geschroteten Weizen oder die Getreideflocken in einer kleinen Schale mit Wasser bedecken und am besten über Nacht quellen lassen.
Am nächsten Tag den Zitronensaft dazugeben. Den Apfel hineinreiben und sofort untermengen. Mit Honig süßen. Die Getreidemischung in eine breite Schale geben. Die Früchte der Saison dekorativ darüber verteilen.

——————— Variationen ———————

Nehmen Sie für ein **bekömmliches Bircher Müsli** mittelfeine oder feine Haferflocken, die Sie kurz in Milch oder Joghurt einweichen. Neben dem geriebenen Apfel passen rohe oder gedünstete Früchte aller Art dazu.

Zitrustrunk
mit frischen Kräutern

E 8,4 g	F 0 g	KH 23 g
kcal 130		kJ 545

fettarm

$^1/_8$ l frisch gepreßter
Orangen- oder Grapefruitsaft

1 Becher Magermilchjogurt (150 g)
oder 150 ml Buttermilch

1 Pr. Pfeffer, 1 Pr. Muskat

1 TL Dill, fein gehackt

1 TL Petersilie, fein gehackt

1 Pr. Zucker oder 1 Msp. Honig

1 Orangenscheibe zum Dekorieren

Alle Zutaten mixen oder kräftig verrühren. Nach Belieben mit Eiswürfeln in einem hohen Glas servieren und mit einer Orangenscheibe am Glasrand dekorieren.

Kakaoschalentee

eiweißarm und fettarm

Kakaoschalen-Tee ist ein Getränk, das Kakaoliebhaber besonders schätzen werden. Er hat vom Kakao das Aroma, aber nicht den Kalorien- und Fettgehalt.
Gießen Sie einen Teelöffel Kakaoschalen mit $^1/_8$ l kochendem Wasser auf. 3 bis 5 Minuten ziehen lassen, dann abseihen.

Anmerkung:
Kakaoschalen können Sie in einem Kräuterladen, einer Samen- oder Gewürzhandlung oder auch in Apotheken kaufen.

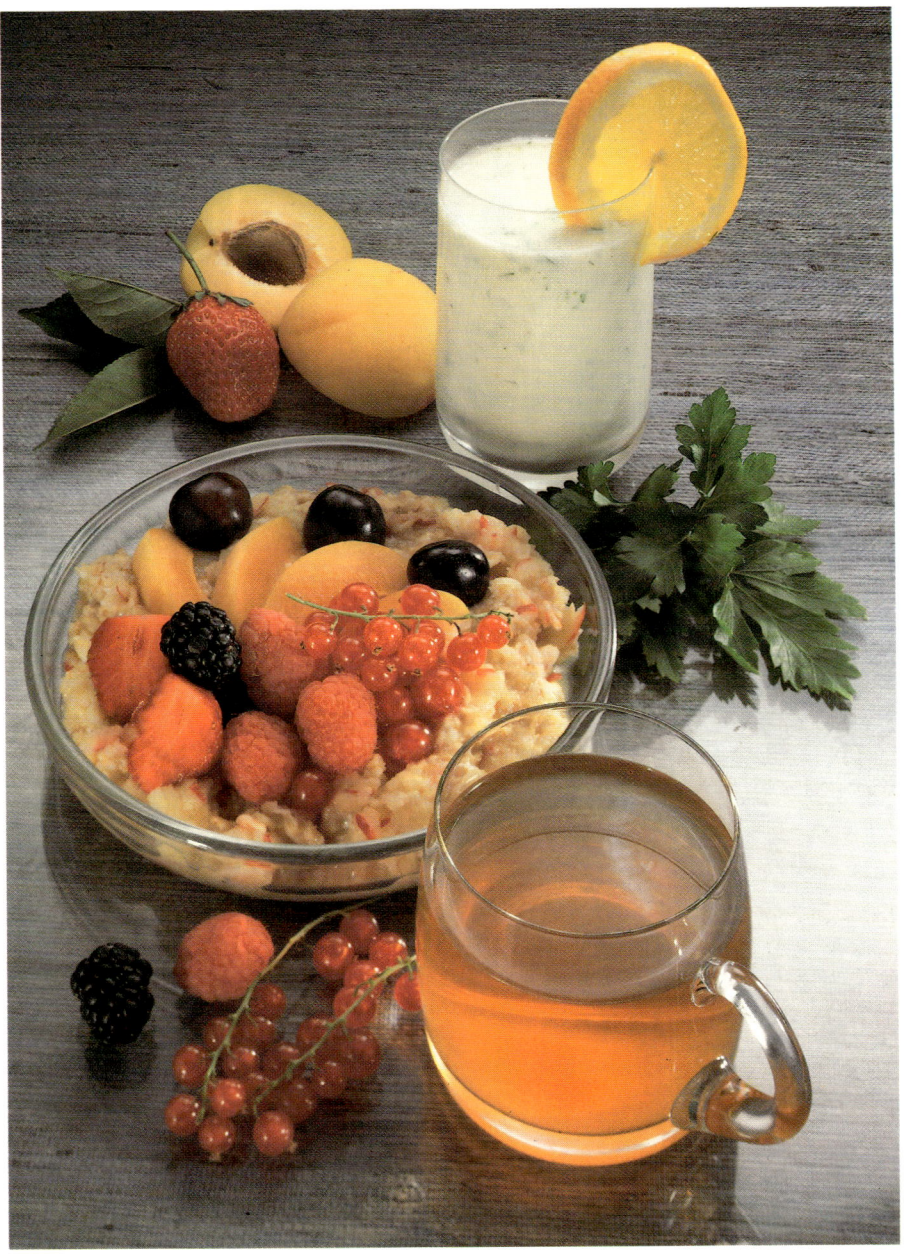

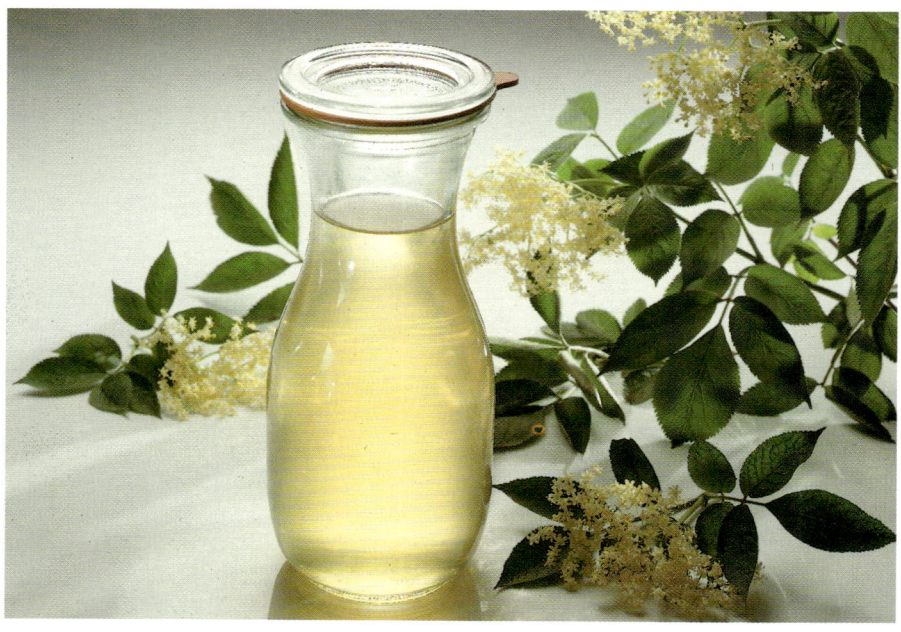

Holunderblütensirup

fettarm und eiweißarm

15–20 Holunderblütendolden
1 l Wasser
1 kg Zucker
2 unbehandelte Zitronen mit der Schale, in dünnen Scheiben
20 g Zitronensäure

Die Blütendolden abschütteln, eventuell mit den Stengeln nach oben nebeneinander liegen lassen, damit sie ganz sauber werden. Dann in ein großes Glas geben. Das Wasser mit dem Zucker aufkochen und heiß über die Blüten geben. Die Zitronenscheiben dazugeben. 3 bis 4 Tage an der Sonne stehen lassen, dann durch ein Tuch oder einen Kaffeefilter abseihen und Zitronensäure unterrühren.

Für baldigen Gebrauch den Sirup in kleinen Gläsern oder Flaschen, gut verschlossen, kühl aufbewahren.

Zum **längeren Aufbewahren** den Sirup nochmals erhitzen und in frisch ausgespülte Gläser oder Flaschen füllen, fest verschließen und kurz **einwecken** (20 Minuten bei 80° C).

Holunderblütensirup können Sie mit Wasser, Mineralwasser, Fruchtsaft oder Tee zu einem aromatischen Getränk verdünnen und heiß oder kalt trinken. 50 ml enthalten 200 kcal/840 kJ. Diese Menge reicht für 10 große Gläser.

Rezeptverzeichnis

NÜTZLICHE RATGEBER
EINE AUSWAHL

Stand: Herbst 1993

Hobby und Freizeit

Falken-Handbuch
Zeichnen und Malen
(4167-5) Von B. Bagnall, 336 S., 1154 Farbabb., Pappband. ●●●●●

Kreativ Zeichnen
(4688-X) Von B. Bagnall, 176 S., zahlr. Farbabb., Pappband. ●●●●

Punkt, Punkt, Komma, Strich
Zeichnen leicht gemacht
(4721-5) Von H. Witzig, 144 S., 512 s/w-Zeichnungen, Pappband. ●●

Punkt, Punkt, Komma, Strich
Zeichenstunde für Kinder
(0564-4) Von H. Witzig, 144 S., über 250 Zeichnungen, kart. ●●

Einmal grad und einmal krumm
Zeichenstunde für Kinder
(0599-7) Von H. Witzig, 144 S., 363 Abb., kartoniert. ●

Figürliches Zeichnen
leicht gemacht
(1010-9) Von H. Witzig, 112 S., 462 Figuren, kartoniert. ●

Airbrush
Kreatives Gestalten mit dem Luftpinsel
(1133-4) Von C. M. Mette, 80 S., 145 Farbfotos, 40 Farbzeichnungen, kartoniert. ●●

Kalligraphie
Die Kunst des schönen Schreibens
(4263-9) Von C. Hartmann, 120 S., 44 Farbvorlagen, 29 s/w-Vorlagen, 2 s/w-Zeichnungen, 38 Farbfotos, Pappband. ●●●●

Gestalten mit Schrift
Kalligraphie
(1044-3) Von I. Schade, 80 S., 2 Farb- und 1 s/w-Foto, 143 Farbzeichnungen, kart. ●●

Hobby Aquarellmalen
Landschaft und Stilleben
(0876-7) Von I. Schade, A. Brück, 80 S., 111 Farbabb., kart. ●●

Hobby Ölmalerei
Landschaft und Stilleben
(0875-9) Von H. Kämper, I. Becker, 80 S., 93 Farbabb., kart. ●●

FALKEN
Lexikon der Seidenmalerei
Mit großer Farbmischtabelle
(4737-1) Von K. Huber, 192 S., ca. 250 Farbfotos, Pappband. ●●●●

Seidenmalerei in Vollendung
(4414-3) Hrsg. von R. Smend, 160 S., 227 Farbfotos, 36 s/w-Fotos, geprägter Leineneinband mit Schutzumschlag, im Schuber. ●●●●●

Seidenmalerei und Modedesign
Modelle · Techniken · Schnittmuster
(4476-3) Von B. Hansen, 176 S., 140 Farbf.93 Farb-, 68 s/w-Zeichn., Pappband. ●●●●

Seidenmalerei Exklusive Tücher
(1303-5) Von E. Schwinge, 80 S., 79 Farbfotos, 6 Zeichnungen, kart. ●

Kreative Seidenmalerei
Motive · Muster · Farbenspiel
(4720-7) Von M. Neubacher-Fesser, ca. 136 S., zahlr. Farbabb., Pappband. ●●●●

Seidenmalerei
Muster über Muster
20 Künstlerinnen präsentieren 120 Ideen
(4744-4) 128 S., 188 Farbabbildungen, Pappband. ●●●●

Seidenmalerei
Die wichtigsten Techniken Schritt für Schritt
(1357-4) Von B. Hansen, 64 S., zahlr. Farbabb., kartoniert. ●●●●

Seidenmalerei als Kunst und Hobby
(4264-7) Von S. Hahn, 136 S., Farbabb., 1 s/w-Foto, Pappband. ●●●●

Neue zauberhafte Seidenmalerei
Motive und Anregungen aus der Natur
(0924-0) Von R. Henge, 80 S., 148 Farbfotos, 27 s/w-Zeichnungen, kart. ●●

Krawatten, Tücher und Fliegen individuell gestalten
Seidenmalerei
(1242-X) Von A. Reichmann, 64 S., durchgehend vierfarbig, kart. ●●

Aquarellieren auf Seide
Materialien · Techniken · Motive
(0917-8) Von I. Demharter, 32 S., 41 Farbfotos, Pappband. ●●●●

Airbrush auf Seide
(1342-6) Von I. Demharter, 64 S., zahlreiche Farbabbildungen, kart. ●●

Airbrush Seidenmalerei
Mit Vorlagen für Schablonen
(1356-6) Von C. M. Mette, ca. 80 S., zahlr. Farbabbildungen, kartoniert. ●●●

Seidenmalerei Bäume und Blätter
(5249-9) Von D. Kosik, 32 S., 5 Farbfotos, 23 Farb- u. 13 s/w-Zeichnungen, kart. ●

Seidenmalerei Landschaften
(5153-0) Von D. Kosik, 32 S., 50 Farbfotos, 12 Zeichnungen, mit Vorlagenbogen in Originalgröße, kart. ●

Seidenmalerei Kissen
(5151-4) Von I. Demharter, 32 S., 42 Farbfotos, 2 Zeichnungen, mit Vorlagenbogen in Originalgröße, kart. ●

Seidenmalerei Blusen und T-Shirts
(5184-0) Von A. Keller, 32 S., 28 Farbfotos, 12 Zeichnungen, mit Vorlagenbogen in Originalgröße, kartoniert. ●

Seidenmalerei Tücher und Schals
(5152-2) Von R. Henge, 32 S., 36 Farbfotos, 1 Zeichnung, mit Vorlagenbogen in Originalgröße, kart. ●

Seidenmalerei Tiermotive
(5204-9) Von A. Keller, 32 S., 37 Farbfotos, mit Vorlagenbogen in Originalgröße, kart. ●

Serti Designo
Seidenmalerei mit Kreidestiften
(5208-1) Von S. Tichy-Gibley, 32 S., 46 Farbfotos, mit Vorlagenbogen in Originalgröße, kart. ●

Seidenmalerei Lampenschirme
(5154-9) Von I. Walter-Ammon, 32 S., 47 Farbfotos, 1 Zeichnung, mit Vorlagebogen in Originalgröße, kart. ●

Seidenmalerei Blüten, Blätter, Ranken
(5165-4) Von D. Kosik, 32 S., 35 Farbfotos, 4 Zeichnungen, mit Vorlagebogen in Originalgröße, kart. ●

Seidenmalerei Schmuckkarten und Miniaturbilder
(5166-2) Von I. Walter-Ammon, 32 S., 37 Farbfotos, 2 Zeichnungen, mit Vorlagebogen in Originalgröße, kart. ●

Akzente mit Perlen, Pailetten und Straß
Seidenmalerei
(5248-0) Von A. Keller, 32 S., ca. 50 Farbf., mit Vorlagebogen in Originalgröße, kart. ●

Seidenmalerei Bilder in Konturentechnik
(5182-4) Von I. Demharter, 32 S., 28 Farbfotos, 2 Zeichnungen, mit Vorlagebogen in Originalgröße, kart. ●

Seidenmalerei Applikationen
(5224-3) Von J. Bressau, 32 S., 50 Farbfotos, mit Vorlagebogen in Originalgröße, kart. ●

Malen auf Seide
kinderleicht
(5218-9) Von R. Henge, 32 S., 11 Farbfotos, 44 Farbzeichn., Vorlagebogen, kartoniert. ●

Moderne Stoffmalerei
(1358-2) Von H. Sander, 64 S., 73 Farbf., 50 s/w-Zeichn., kart. ●●

Perfekt Stricken
Mit Sonderteil Häkeln.
(4250-7) Von H. Jaacks, 256 S., 703 Farbfotos, 169 Farb- und 121 s/w-Zeichnungen, Pappband. ●●●●

Das moderne Standardwerk
Nähen
(4709-6) Von S. von Rudzinski, 176 S., vierfarbig, Pappband. ●●●●

Marionetten
selbst bauen und führen
(1043-5) Von D. Köhnen, 80 S., 150 Farbfotos, mit Schnittmusterbogen, kartoniert. ●●

Hampelmänner
Basteln mit Kindern ab 5 Jahren
(5240-5) Von F. Michalski, 32 S., ca. 50 Farbabb., mit Vorlagebg. in Originalgröße, kart. ●

Künstlerpuppen
im 20. Jahrhundert
(4719-3) Hrsg. R. Höckh, 160 S., 192 Farbfotos, 26 s/w-Fotos, Pappband. ●●●●●

Charakterpuppen
aus Cernit und Porzellan selbst gestalten
(1156-3) Von S. Becker, 64 S., 143 Farbfotos, 30 Zeichnungen, 13 Vignetten, mit Schnittmusterbogen, kartoniert. ●●

Puppen zum Liebhaben
(5199-9) Von B. Wehrle, 32 S., 27 Farbfotos, 9 s/w-Zeichnungen, mit Vorlagenbogen in Originalgröße, kart. ●

Neue zauberhafte Salzteig-Ideen
(0719-1) Von I. Kiskalt, 80 S., 324 Farbfotos, 12 Zeichnungen, Schablonen, kart. ●●

Die hier vorgestellten Bücher, Videokassetten und Software sind in folgende Preisgruppen unterteilt:

● Preisgruppe bis DM 10,–/S 79,–/SFr 11,–
●● Preisgruppe über DM 10,– bis DM 20,– S 80,– bis S 160,– SFr 10,– bis S Fr 21,–
●●● Preisgruppe über DM 20,– bis DM 30,– S 161,– bis S 240,– SFr 21,– bis SFr 30,–
●●●● Preisgruppe über DM 30,– bis DM 50,– S 241,– bis S 400,– SFr 30,– bis SFr 50,–
●●●●● Preisgruppe über DM 50,–/S 401,–/SFr 50,– * (unverbindliche Preisempfehlung)

Die Preise entsprechen dem Status beim Druck dieses Verzeichnisses (s. Seite 1) – Änderungen, im besonderen der Preise, vorbehalten –

Falken-Verlag GmbH · Postfach 1120 ╱FALKEN╱ **D-65521 Niedernhausen/Ts.·Tel.: 0 61 27 / 70 20**

Salzteig kinderleicht
(0973-9) Von I. Kiskalt, 80 S., 224 Farbfotos, 8 Zeichnungen, kart. ●●

Hobby Salzteig
(0662-4) Von I. Kiskalt, 80 S., 150 Farbfotos, 5 Zeichnungen und Schablonen, kart. ●●

Kreatives gestalten mit Ton
Töpfern ohne Scheibe – Aufbaukeramik
(0896-1) Von A. Riedinger, 80 S., 207 Farbfotos, 16 Zeichnungen, 7 Vignetten, kart. ●●

Kreatives Gestalten mit Ton
Töpfern auf der Scheibe
(0971-2) Von A. Riedinger, 80 S., 28 Farb- und 3 s/w-Zeichnungen, 178 Farbf., kart. ●●

Kneten und Modellieren
kinderleicht
(5217-0) Von V. Ettelt, 32 S., 12 Farbtafeln, 72 Farbzeichnungen, Vorlagebogen, kart. ●

Hobby Glaskunst in Tiffany-Technik
(0781-7) Von N. Köppel, 80 S., 194 Farbfotos, 6 s/w-Abb., kart. ●●

Tiffany-Lampen selbermachen
Arbeitsanleitung · Materialien · Modelle
(0684-5) Von I. Spliethoff, 32 S., 60 Farbfotos, 19 Zeichnungen, Pappband. ●

Fensterbilder in Tiffany-Technik
(5168-9) Von P. Matz, 32 S., 43 Farbfotos, mit Vorlagebogen in Originalgröße, kart. ●

Tiffany-Technik
und andere kunstvolle Arbeiten in Glas
(0972-0) Von D. Köhnen, 80 S., 176 Farbfotos, 5 s/w-Zeichnungen, kart. ●●

Rocailles
Perlenschmuck
(5209-X) Von L. und E. Weiler, 32 S., 45 Farbfotos, 2 Zeichnungen, mit Vorlagebogen in Originalgröße, kartoniert. ●

Masken
phantasievoll dekorieren
(5155-7) Von Chr. Familler, 32 S., 48 Farbf., mit Vorlagebg. in Originalgröße, kart. ●

Laubsägearbeiten für das Kinderzimmer
(5245-6) Von H.-P. Krafft, 32 S., ca. 50 Farbf., mit Vorlagebg. in Originalgröße, kart. ●

Schwingtiere aus Holz gestalten
(5222-7) Von der Arbeitsgem. Werken, 32 S., 50 Farbfotos, mit Vorlagebogen in Originalgröße, kartoniert. ●

FALKEN Video
Drachen
bauen und fliegen
(6141-2) VHS, ca. 45 Min., in Farbe, mit Broschüre. ●●●●*

Drachen
bauen und steigen lassen.
(0767-1) Von W. Schimmelpfennig, 80 S., 1 dreiseitige Ausklapptafel, 55 Farbfotos, 139 Zeichnungen, kart. ●●●

Lenkdrachen
bauen und fliegen
(1011-7) Von W. Schimmelpfennig, 64 S., 51 Farbf. und 126 Zeichnungen, kart. ●●

Neue Lenkdrachen und Einleiner
bauen und fliegen
(1353-1) Von W. Schimmelpfennig, 80 S., zahlr. Farbabbildungen, kart. ●●●

Drachen
Einfache Modelle für Kinder
(5156-5) Von W. Schimmelpfennig, 32 S., 11 Farbfotos, 31 Zeichnungen, mit Vorlagebogen, kart. ●

Das große farbige
Bastelbuch für Kinder
(4254-X) Von U. Barff, I. Burkhardt, J. Maier, 224 S., 157 Farbf., 430 Farb- und 60 s/w-Zeichn., m. Schnittmusterbg., Pappband. ●●●

Origami
Tiere aus aller Welt
(5250-2) Von J. Maier, 32 S., 19 Farbfotos, 68 Farb- u. 16 s/w-Zeichnungen, kart. ●

Hobby Origami
Papierfalten für groß und klein
(0756-6) Von Z. Aytüre-Scheele, 80 S., 820 Farbfotos, kart. ●●

Neue zauberhafte Origami-Ideen
Papierfalten für groß und klein
(0805-8) Von Z. Aytüre-Scheele, 80 S., 720 Farbfotos, kart. ●●

Zauberwelt Origami
Tierfiguren aus Papier
(1045-1) Von Z. Aytüre-Scheele, 80 S., 660 Farbfotos, kartoniert. ●●

Kreatives Gestalten mit **Papiermaché**
(5246-4) Von B. Jetzek-Berkenhaus, 32 S., ca. 50 Farbf., mit Vorlagebg. in Originalgröße, kartoniert. ●

Marmorieren
Muster · Techniken · Gestaltungsideen
(5247-2) Von T. Hartel, 32 S., ca. 50 Farbf., mit Vorlagebg. in Originalgröße, kart. ●

Heut basteln wir mit Pappe und Papier
(4413-5) Von U. Barff, J. Maier, 224 S., 117 Farbfotos, 480 Farbzeichn., 25 s/w-Abb., mit Schnittmusterbogen, Pappband. ●●●

Das große farbige Bastel- und Werkbuch
(4439-9) Von D. Rex, 256 S., 999 Farbfotos, 33 Farbzeichnungen, Pappband. ●●●●

Mein liebstes Spiel- und Bastelbuch
Die Welt der Dinosaurier
Tiere und Landschaften zum Selbermachen
Ausbrechen, aufstellen, spielen
(4478-X) Von B. Burkart, 8 Blatt mit herauslösbaren Motiven, 280-g-Karton mit Stanzung, 8 S. Bastelanleitung und Sachinformation. ●●

Das große farbige
Dinosaurierbastelbuch
(4686-3) Von S. Koter, ca. 128 S., zahlr. Farbabb., Vorlagebogen, Pappband. ●●●

Fensterbilder in Scherenschnitt
(5169-7) Von A. Hahn, 32 S., 52 Farbfotos, 3 s/w-Fotos, mit Vorlagebogen in Originalgröße, kartoniert. ●

Fensterbilder
Meine Lieblingstiere
(5197-2) Von Y. Thalheim, H. Nadolny, 32 S., 38 Farbfotos, mit Vorlagebogen in Originalgröße, kartoniert. ●

Fensterbilder Lustige Tiere
(5210-3) Von F. Michalski, 32 S., 47 Farbfotos, mit Vorlagebogen in Originalgröße, kart. ●

Fensterbilder Bauernhof
(5264-2) Von D. Köhnen, 32 S., zahlr. Farbabb., Vorlagebogen, kartoniert. ●

Fensterbilder Dinosaurier
(5260-X) Von C. Hüfner, 32 S., 8 Farbfotos, 47 Farbzeichnungen, Bastelbogen, kart. ●

Mit Farben und Papieren
Fenster dekorieren
(5255-3) Von K. Groß, 32 S., 8 Farbfotos, 59 Farbzeichnungen, kartoniert. ●

Originelle Fensterbilder
aus Tonpapier und Tonkarton
(1305-1) Von D. Köhnen, 64 S., 70 Farbfotos, kartoniert. ●●

Die schönsten Fensterbilder
(1066-4) Von C. Kimmerle, 64 S., 100 Farbfotos, 7 Zeichnungen, kartoniert. ●●

Das Fensterbilder-Alphabet
Basteln mit Kindern ab 5 Jahren
(5242-1) Von E. Bohne, 32 S., ca. 50 Farbabb., mit Vorlagebogen in Originalgröße, kart. ●

Märchenhafte Fensterbilder
(5185-9) Von J. Maier, 32 S., 37 Farbfotos, mit Vorlagebogen in Originalgröße, kart. ●

Fensterbilder Blumen und Tiere
(5186-7) Von M. Twachtmann, 32 S., 41 Farbfotos, 3 Zeichnungen, mit Vorlagebogen in Originalgröße, kartoniert. ●

Fensterbilder rund um die Welt
(1411-2) Von D. Köhnen, ca. 64 S., 2 Vorlagebogen, kartoniert. ●●

Fensterbilder Zahlen
(5268-5) Von E. Bohne, 32 S., zahlr. Farbabbildungen, Vorlagebogen, kartoniert. ●

Fensterbilder Strand und Meer
(5266-9) Von B. Alex, 32 S., 57 Farbfotos, Vorlagebogen, kartoniert. ●

Fensterschmuck
Originelle Ideen für Dekorationen und Fensterbilder
(1241-5) Von D. Köhnen, 64 S., ca. 70 Farbfotos, Vorlagebogen, kartoniert. ●●

Papierflieger
(5157-3) Von T. Gött, 32 S., 73 Farbfotos, 19 Zeichnungen, mit Vorlagebogen in Originalgröße, kart. ●

Windspielzeug
Bastelspaß mit Kindern ab 5 Jahren
(5241-3) Von D. Köhnen, 32 S., ca. 50 Farbabb., mit Vorlagebogen in Originalgröße, kartoniert. ●

Flieger und Schiffe aus Papier
falten, ausbalancieren und steuern
(1410-4) Von C. Hüfner, ca. 80 S., zahlr. Farbabb., kartoniert. ●●

Faltschnitte
(5257-X) Von B. Blankenburg, 32 S., 12 Farbfotos, 42 Farbzeichnungen, Vorlagebogen, kartoniert. ●

Laternen und Lampions
(5206-5) Von C. Hüfner, 32 S., 60 Farbfotos, mit Vorlagebogen in Originalgröße, kart. ●

Mobiles aus Papier
(5183-2) Von J. Maier, 32 S., 17 Farbfotos, 35 Farbzeichnungen, mit Vorlagebogen in Originalgröße, kart. ●

Tiermobiles
(5258-8) Von C. Hüfner, 32 S., 57 Farbzeichnungen, Vorlagebogen, kart. ●

Bastelideen für Indianerspiele
(5252-9) Von B. Nelich, D. Velte, 32 S., 38 Farbfotos, Vorlagebogen, kart. ●

Der große Verkleidungsspaß
Kinderkostüme
(1304-3) Von C. Baumgarten, 53 Farbfotos, 183 Farbzeichn., Vorlagebogen, kart. ●●

Schachteln basteln und dekorieren
(5170-0) Von Chr. Adjano, 32 S., 55 Farbfotos, mit Vorlagebogen in Originalgröße, kart. ●

Lustige Geschenk- und Schultüten
(5263-4) Von F. Michalski, 32 S., 26 Farbfotos, Vorlagebogen, kartoniert. ●

Deco Art
Die Kunst, Geschenke zu verpacken
(0949-6) Von B. Niermann, 80 S., 78 Farbfotos, 191 Zeichnungen, kart. ●●

Geschenke wunderschön verpacken
(1113-X) Von P. Jansen, 80 S., 79 Farbfotos, 166 Farbzeichnungen, kart. ●●

Geschenke umweltfreundlich verpacken
(1240-3) Von P. Jansen, 64 S., vierfarbige Fotos und Illustrationen, kart. ●●

Geldgeschenke
phantasievoll gestalten
(5251-0) Von P. Jansen, 32 S., 49 Farbfotos, Vorlagebogen, kart. ●

Geldgeschenke · Gutscheine · Geschenkanhänger
originell gestalten und verpacken
(1115-6) Von S. Haenitsch-Weiß, A. Weiß, 80 S., 176 Farbfotos, kart. ●●

Geschenke verpacken für Kinderfeste
(5195-6) Von C. Netolitzky, 32 S., 43 Farbf., mit Vorlagebogen in Originalgröße, kart. ●

Originelles Ambiente für Gäste
Festdekorationen
(1049-4) Von B. Niermann, 80 S., 125 Farbfotos, 59 Farbzeichn., kartoniert. ●●

Dekorative Schleifen
aus Bändern und Papier
(5205-7) Von M. Schorege, 32 S., 28 Farbfotos, 31 Farbzeichnungen, mit Vorlagebogen
in Originalgröße, kartoniert. ●

Dekorieren und Arrangieren mit
Seidenblumen
(5200-6) Von M. L. Sprang, 32 S., 37 Farbfotos, 14 Farbzeichnungen, mit Vorlagebogen
in Originalgröße, kartoniert. ●

Schmuck- und Glückwunschkarten
Papierarchitektur · Collagen · Faltschnittkarten
(1114-8) Von C. Sanladerer, 64 S., 55 Farbfotos, 31 Zeichnungen, kart. ●●

Einladungs-, Tisch- und Menükarten
selbst gestalten
(1302-7) Von S. Haenitsch-Weiß, 80 S.,
zahlreiche Farbabbildungen, kart. ●●

Der neue Bastelspaß
Moosgummi
(1354-X) Von S. Boczkowski-Sigges, 64 S.,
zahlr. Farbabb., kartoniert. ●●

Osterschmuck
Neue Ideen für Kränze, Sträuße, Gestecke
(5267-7) Von I. Gleim, ca. 32 S., zahlreiche
Farbabbildungen, kartoniert. ●

Ostereier originell dekorieren
(5219-7) Von W. Velte, 32 S., 44 Farbfotos,
mit Vorlagebogen in Originalgröße, kart. ●

Dekorationen für Ostern
(5198-0) Von Y. Thalheim, H. Nadolny, 32 S.,
48 Farbfotos, mit Vorlagebogen in Originalgröße, kartoniert. ●

Fensterbilder für die Osterzeit
(5244-8) Von R. Lübke, D. Lübke, 32 S., ca.
50 Farbfotos, mit Vorlagebogen in Originalgröße, kart. ●

Basteln für Ostern
(5164-6) Von Chr. Adjano, 32 S., 47 Farbfotos,
mit Vorlagebogen in Originalgröße, kartoniert. ●

Ostereier
Basteln mit Kindern ab 5 Jahren
(5243-X) Von Vera Ettelt, 32 S., mit Spiele-
bogen, kartoniert. ●

Tischdekorationen für Ostern
(5220-0) Von Chr. Adjano, 32 S., 49 Farbfotos, mit Vorlagebogen in Originalgröße,
kartoniert. ●

Basteln und dekorieren für
Advent und Weihnachten
(4446-1) Von G. Teusen, C. Netolitzky, 176 S.,
285 Farbfotos, mit Bastelvorlagebogen,
Pappband. ●●●

Kinderbastelbuch
für Advent und Weihnachten
(4687-9) Von S. Wetzel-Maesmanns, 104 S.,
ca. 120 Farbfotos, ca. 300 Anleitungsillustra-
tionen, Vorlagebogen, Pappband. ●●

Lustige Bastelideen für die
Weihnachtszeit
(5256-1) Von B. Löschenkohl, 32 S., 8 Farbf.,
69 Farbzeichn., Vorlagebogen, kart. ●

Basteln für Weihnachten
(5162-X) Von Chr. Adjano, 32 S., 44 Farbfotos,
mit Vorlagebogen in Originalgröße, kart. ●

Fensterbilder Winter und Weihnachten
(5275-8) Von F. Michalski, 48 S., ca. 28 Farbfotos, Vorlagebogen, kartoniert. ●

Fensterdekorationen für die
Weihnachtszeit
(5181-6) Von Y. Thalheim, H. Nadolny, 32 S.,
33 Farbfotos, mit Vorlagebogen in Originalgröße, kartoniert. ●

Fensterbilder für Advent und
Weihnachten
(5211-1) Von M. Schorege, 32 S., 24 Farbfotos,
15 Zeichnungen, mit Vorlagebogen in Originalgröße, kartoniert. ●

Strohsterne
in bunter Vielfalt
(5273-1) Von M. Schorege, 48 S., zahlr. Farbabb., Vorlagebogen, kartoniert. ●

Adventskalender
(5178-6) Von Y. Thalheim,H. Nadolny, 32 S.,
35 Farbfotos, mit Vorlagebogen in Originalgröße, kartoniert. ●

Duftender Weihnachtsschmuck
aus Tonpapir und Potpourris
(5254-1) Von S. Wetzel-Maesmanns, 32 S.,
38 Farbfotos, Vorlagebogen, kartoniert. ●

Duftsträuße und Potpourris
(1239-X) Von A. Effelsberg, 80 S.,
ca. 200 vierfarbige Abb., kartoniert. ●●

Potpourris
Rezepturen und Geschenkideen
(5265-0) Von U. Altmann, 32 S., zahlr. Farbabb., kartoniert. ●

Trockenblumenideen
Gewürzsträuße, Gestecke, Kränze, Buketts
(0643-8) Von R. Strobel-Schulze, 88 S.,
170 Farbfotos, kartoniert. ●●

Phantasievolles Schminken
Verzauberte Gesichter für Maskeraden,
Laienspiele und Kinderfeste
(0907-0) Hrsg.: H. u. Y. Nadolny, 64 S.,
227 Farbfotos, kartoniert. ●●

Schminken für Kinder
(5177-8) Von Y. Thalheim, H. Nadolny, 32 S.,
68 Farbfotos, mit Vorlagebogen in Originalgröße, kartoniert. ●

Do it yourself und Technik

Moderne Fotopraxis
(4401-1) Von G. Koshofer, Prof. H. Wedewardt,
224 S., 363 Farbfotos, 106 s/w-Fotos, 5 Farb-
und 24 s/w-Zeichnungen, Pappband. ●●●●

Mach dir ein Bild
Praxistips für Foto, Film und Video
(4410-0) Von G. Staab, 208 S., 202 Farbfotos,
175 s/w-Fotos, 1 Zeichnung, Pappband.
●●●●

So macht man bessere Fotos
(1158-X) Von G. Koshofer, 144 S., 259 Farbfotos, 25 s/w-Fotos, kartoniert. ●●

Videografieren
Filmen mit Video 8. Technik – Bildgestaltung
– Schnitt – Vertonung.
(0843-0) Von M. Wild, K. Möller, 120 S.,
101 Farbfotos, 22 s/w-Fotos, 52 Zeichnungen,
kart. ●●●

Videografieren perfekt
Profitricks für Aufnahmetechnik und
Nachbearbeitung
(0969-0) Von M. Schild, 120 S., 144 Farbabb.,
5 s/w-Zeichnungen, kart. ●●●

Videofilmen wie ein Profi
Technik · Motive · Filmaufbau ·
Nachbearbeitung
(4506-9) Von T. Pehle, 232 S., 444 Farbfotos,
61 zweifbg. Zeichnungen, Pappband. ●●●●

Do it yourself
Heimwerken
(4117-9) Von T. Pochert, 456 S., 1103 Farbfotos, 100 Farbabb., Pappband. ●●●●

Drechseln
Material · Technik · Beispiele
(1306-X) Von O. Maier, 72 S., 195 Farbabbildungen, 14 s/w-Zeichnungen, kart. ●●

Do it yourself
Dachgeschoß- und Innenausbau
(1243-8) Von M. Maurer, 96 S., 314 Farbf.,
35 Zeichn., kartoniert. ●●

Do it yourself
Sanitärinstallationen
(1118-0) Von K. Kawlath, 96 S., 214 Farbabbildungen, kartoniert. ●●

Do it yourself
Metall bearbeiten
(1119-9) Von O. Maier, 96 S., 230 Farbfotos,
6 s/w-Zeichnungen, kartoniert. ●●

Do it yourself
Elektroarbeiten
(0975-5) Von K. H. Schubert, 120 S., 193 Farbfotos, 40 Zeichnungen, kartoniert. ●●

Möbel im Designer-Stil
entwerfen und bauen
(1360-4) Von H.-W. Bastian, ca. 64 S., zahlr.
Farbabb., kartoniert. ●●●

Schnitzen
Hölzer · Muster · Werkzeuge
(1414-7) Von O. Maier, ca. 64 S., zahlr. Farbabb., kartoniert. ●●

Modellbauelektronik
Fernsteuerungen für Autos, Schiffe,
Flugzeuge
(1361-2) Von W. Kawlath, 80 S., zahlr. Farbabbildungen, kartoniert. ●●

Alarmanlagen
für Wohnung, Haus, Auto
(1308-6) Von H.-W. Bastian, 64 S., 81 Farbf.,
32 Zeichn., kartoniert. ●●

Hifi-Boxen
(1307-8) Von U. Hilgefort, 96 S., 160 Farbf.,
49 Zeichn., kart. ●●

Technik im Garten
Pumpen · Filter · Beleuchtung
(1238-1) Von H.-W. Bastian, 64 S., 90 Farbf.,
17 Farbzeichnungen, kartoniert. ●●

Restaurieren von Möbeln
Stilkunde, Materialien, Techniken, Arbeits-
anleitungen in Bildfolgen.
(4120-9) Von E. Schnaus-Lorey, 152 S.,
37 Farbf., 75 s/w-Fotos, 352 Zeichnungen,
Pappband. ●●●

Elektronik als Hobby
Von der Grundlagenschaltung zum integrier-
ten Schaltkreis
Mit 8 wichtigen Universalplatinen
(4293-0) Von W. Priesterath, 264 S., 80 s/w-
Fotos, 128 Zeichn., Pappband. ●●●●

Die Super-Sportwagen der Welt
(4423-2) Von H. G. Isenberg, 194 S., 184 Farbfotos, 4 farbige Ausklapptafeln, 32 s/w-Fotos,
Pappband. ●●●●

Die Super-Rennwagen der Welt
(4707-X) Von H. G. Isenburg, 194 S.,
189 Farbfotos, 31 s/w-Fotos, Pappband.
●●●●

Die Super-Trucks der Welt
(4257-4) Von H. G. Isenberg, 194 S.,
205 Farbfotos, 30 s/w-Fotos, 7 Farbzeichnungen, 4 farb. Ausklapptafeln, Pappband.
●●●●

Die Super-Motorräder der Welt
(4193-4) Von H. G. Isenberg, 192 S.,
170 Farb- und 100 s/w-Fotos, 8 Zeichnungen,
Pappband. ●●●●

Die Super-Eisenbahnen der Welt
(4287-6) Von W. Kosak, 176 S., 269 Farbfotos,
224 S., 269 Farbfotos, 79 s/w-Fotos,
8 Vignetten, 5 farb. Ausklapptafeln,
Pappband. ●●●●

Die Super-Dampfloks der Welt
(4480-1) Von H. Faust, H. G. Isenberg, 194 S.,
193 Farbfotos, mit vier Ausklapptafeln,
Pappband. ●●●●

Plastikmodellbau
Autos, Schiffe, Flugzeuge in vollendeter
Technik.
(1116-4) Von W. Kawlath, 96 S., 272 Farbabbildungen, kartoniert. ●●

Spiele und Denksport

Spielbare Witze für Kinder
(0824-4) Von H. Schmalenbach, 112 S.,
30 Zeichnungen, kart. ●

Neue spielbare Witze für Kinder
(1173-3) Von H. Schmalenbach, 96 S.,
31 Zeichnungen, kart. ●

Scherzfragen, Drudel und Blödeleien
gesammelt von Kindern.
(0506-7) Hrsg. von W. Pröve, 80 S., 57 Zeichnungen, kart. ●

Kinderspiele
die Spaß machen
(2009-0) Von H. Müller-Stein, 104 S.,
28 Abbildungen, kart. ●

**Kinderspiele mit Buchstaben und
Wörtern**
(1041-9) Von Dr. U. Vohland, 96 S., 54 Zeichnungen, kartoniert. ●

Spiel und Spaß am Krankenbett
für kranke Kinder und die ganze Familie
(2035-X) Von H. Bücken, 96 S., 97 Zeichnungen, kart. ●

Spiele im Freien
(2038-1) Von G. Wagner, 88 S., 20 zweif.
Zeichnungen, kartoniert. ●

Spiel und Spaß zu Hause
(2039-2) Von U. Geißler, 80 S., 90 zweifbgAb-
bildungen, kartoniert. ●

Spiel und Spaß auf Reisen
Für Kinder und die ganze Familie
(1085-0) Von U. Geißler, 80 S., 107 zweifbg.-
Zeichnungen, kartoniert. ●

Kleine Spiele ganz groß
(1330-2) Von U. Vohland, 80 S.,
93 s/w-Zeichnungen, kart. ●

Entdeckungsspiele für die ganze Familie
Rallyes zu Fuß und mit dem Fahrrad
(1393-0) Von U. Vohland, 96 S., 117 Zeichnungen, kartoniert. ●●

Kinder spielen Theater
(4696-0) Von G. Walter, 160 S., zahlr. Farbabb., Pappband. ●●●

Guten Tag, Kinder!
Neue Texte mit Spielanleitungen fürs
Kasperletheater.
(0861-9) Von U. Lietz, 96 S., 18 s/w-Zeich-
nungen, kart. ●

Kasperletheater
Spieltexte und Spielanleitungen · Basteltips
für Theater und Puppen.
(0641-1) Von U. Lietz, 114 S., 4 Farbtafeln,
12 s/w-Fotos, 39 Zeichnungen, kart. ●

Kindergeburtstage, die keiner vergißt
Planung, Gestaltung, Spielvorschläge.
(0698-5) Von G. und G. Zimmermann, 104 S.,
80 Vignetten, kart. ●

Kindergeburtstag
Vorbereitung, Spiel und Spaß.
(0287-4) Von Dr. I. Obrig, 136 S., 40 Abb.,
11 Zeichn., 9 Lieder mit Noten, kart. ●●

Unvergeßliche Kindergeburtstage
(4705-3) Von G. Hennekemper, 176 S., 116
Farbfotos, 134 Farbzeichn., Pappband. ●●●

Unvergeßliche Kinderfeste
Tolle Dekorationen, Spiele, Sketche für
drinnen und draußen
(4457-7) Von G. Hennekemper, 192 S.,
111 Farbfotos, 214 Farb- und 14 s/w-Zeichn.,
4 S. Schnittmuster, Pappband. ●●●

Spielen mit den Allerkleinsten
(4691-X) Von S. Horak, ca. 112 S., zahlr. Farbabb., Pappband. ●●

**Lauter tolle Sachen, die Kinder gerne
machen**
(4731-2) Hrsg. U. Barff., 352 S., 117 Farbf.,
778 Farbzeichn., Pappband. ●●●

Das große bunte Spielebuch
für Kinder von 2 bis 6 Jahren
(4543-3) Von R. Grabbet, 160 S., 312 Farbabbildungen, Pappband. ●●●

**Neues Buch der siebzehn und vier
Kartenspiele**
(0095-2) Von K. Lichtwitz, 96 S., kartoniert. ●

Alles über Pokern
Regeln und Tricks.
(2024-4) Von C. D. Grupp, 112 S., 29 Karten-
bilder, kart. ●

Rommé und Canasta
in allen Variationen
(2025-2) Von C. D. Grupp, 88 S., 24 Zeichnungen, kart. ●

Doppelkopf, Schafkopf, Binokel, Cego,
Tarock und andere Stammtischspiele.
(2015-5) Von C. D. Grupp, 112 S., kart. ●

Black Jack
Regeln und Strategien des Kasinospiels.
(2032-3) Von K. Kelbratowski, 88 S., kart. ●

Das Skatspiel
Eine Fibel für Anfänger
(0206-8) Von K. Lehnhoff, 96 S., kartoniert. ●

Spielend Skat lernen
unter freundlicher Mitarbeit des Deutschen
Skatverbandes
(2005-3) Von Th. Krüger, 120 S., 181
s/w-Fotos, 22 Zeichn., kart. ●●

Patiencen
in Wort und Bild. (2003-1) Von I. Wolter-
Rosendorf, 120 S., kart. ●

Neue Patiencen
(2036-8) Von H. Sosna, 160 S., 43 Farbtafeln,
kart. ●●

Spielend Bridge lernen
(2012-0) Von J. Weiss, 96 S., 58 Zeichnungen,
kartoniert. ●

Spieltechnik im Bridge
(2004-X) Von V. Mollo und N. Gardener, dt.
Adaption von D. Schröder, 152 S., kart. ●●●

Neue Kartentricks
(2027-9) Von K. Pankow, 104 S., 20 Abb.,
kart. ●

Das japanische Brettspiel Go
(2020-1) Von W. Dörholt, 104 S., 182 Diagramme, kart. ●

Spielend Go lernen
(2041-4) Von H. Otake, S. Futakuchi,
ca. 186 S., kartoniert. ●

Mah-Jongg
Das chinesische Glücks-, Kombinations- und
Gesellschaftsspiel. (2030-9) Von U. Eschen-
bach, 80 S., 30 s/w-Fotos, 5 Zeichn., kart. ●

Backgammon
für Anfänger und Könner. (2008-2) Von G. W.
Fink und G. Fuchs, 104 S., 41 Abb., kart. ●

Einführung in das Schachspiel
(0104-5) Von W. Wollenschläger und K. Col-
ditz, 112 S., 116 Diagramme, kart. ●

Schach, das königliche Spiel
Von den Grundzügen zum strategischen
Spiel.
(1105-9) Von T. Schuster, 192 S., 302 Diagramme, kart. ●●

Spielend Schach lernen
(2002-3) Von T. Schuster, 96 S., , kartoniert. ●

Kinder- und Jugendschach
Offizielles Lehrbuch des Deutschen Schach-
bundes zur Erringung der Bauern-, Turm- und
Königsdiplome.
(0561-X) Von B. J. Withuis, H. Pfleger, 144 S.,
220 Zeichnungen und Diagramme, kart. ●●

**Zug um Zug
Schach für jedermann 1**
Offizielles Lehrbuch des Deutschen Schach-
bundes zur Erringung des Bauerndiploms.
(0648-9) Von H. Pfleger, E. Kurz, 80 S.,
24 s/w-Fotos, 8 Zeichnungen,
60 Diagramme, kartoniert. ●

**Zug um Zug
Schach für jedermann 2**
Offizielles Lehrbuch des Deutschen Schach-
bundes zur Erringung des Turmdiploms.
(0659-4) Von H. Pfleger, E. Kurz, 128 S.,
7 s/w-Fotos, 13 Zeichn., 78 Diagr., kart. ●●

**Zug um Zug
Schach für jedermann 3**
Offizielles Lehrbuch des Deutschen Schach-
bundes zur Erringung des Königsdiploms.
(0728-0) Von H. Pfleger, G. Treppner, 128 S.,
4 s/w-Fotos, 84 Diagr., 10 Zeichn., kart. ●●

Schach für Fortgeschrittene
Taktik und Probleme des Schachspiels
(0219-X) Von R. Teschner, 88 S., 85 Diagramme, kartoniert. ●

Neue Schacheröffnungen
(0478-8) Von T. Schuster, 104 S., 100 Diagramme, kart. ●

Würfelspiele
für jung und alt. (2007-4) Von F. Pruss, 112 S.,
21 s/w-Zeichnungen, kart. ●

Roulette richtig gespielt
Systemspiele, die Vermögen brachten.
(0121-5) Von M. Jung, 96 S., zahlreiche
Tabellen, kart. ●

Spiele für Party und Familie
(2014-7) Von Rudi Carrell, 80 S., 22 Zeichnungen, kart. ●

Neue Spiele für Ihre Party
(2022-8) Von G. Blechner, 120 S., 54 Zeichnungen, kartoniert. ●

Lustige Tanzspiele und Scherztänze
für Partys und Feste.
(0165-7) Von E. Bäulke, 80 S., 53 Abb., kart. ●

**Das Spiel mit der Schwerkraft
Jonglieren**
Mit Bällen, Keulen, Ringen und Diabolo.
(1009-5) Von S. Peter, 80 S., 149 Farbfotos,
kartoniert. ●

Zaubern
einfach – aber verblüffend.
(2018-X) Von D. Bouch, 84 S., 41 Zeichnungen, kart. ●

**Tips, Tricks und Gewinnstrategien für
Game-Boy-Spiele**
(1235-7) Von René Zey, 176 S., 100 Zeichnungen, kart. ●●

Neue Game-Boy-Spiele
Sport, Action und Adventure
(1325-6) Von R. Zey, 176 S., 21 s/w-Zeich-
nungen, kart. ●

Alles über Super-Nintendo-Spiele
Technik, Tips und Tricks
(1340-X) Von D. Mark, 104 S., zahlreiche
Farbabbildungen, kart. ●●

Das 3. Glücksrad Rätselbuch
(1391-4) Ca. 176 S., kartoniert. ●●

Rätselspiele
Quiz- und Scherzfragen für gesellige Stunden
(1270-5) Von K. H. Schneider, ca. 80 S.,
ca. 80 s/w-Abb., kart. ●

Knobeleien und Denksport
(2019-8) Von K. Rechberger, 142 S., 105
Zeichnungen, kart. ●

So feiert man Feste fröhlicher
Heitere Vorträge und Gedichte
(0098-7) Von Dr. Allos, 96 S., 15 Abb., kart. ●

Die große Lachparade
Neue Texte für heitere Vorträge und Ansagen
(0188-6) Von E. Müller, 80 S., kart. ●

Rat und Wissen

Der gute Ton
in Gesellschaft und Beruf.
(0063-4) Von I. Wolter, 80 S., 42 s/w-Fotos,
7 Zeichnungen, kartoniert. ●

Der gute Ton
im Privatleben.
(1111-3) Von I. Wolter, bearbeitet von Wolf
Stenzel, 104 S., 42 s/w-Abb., kart. ●

Umgangsformen heute
Die Empfehlungen des Fachausschusses für
Umgangsformen.
(4015-6) 252 S., 108 s/w-Fotos, 17 Zeichnungen, Pappband. ●●●

Benehmen bei Tisch
(0988-7) Von I. Cording, 80 S., 90 Farbfotos,
5 s/w-Zeichnungen, kartoniert. ●●

Krawatten
Fliegen, Schals und Tücher gekonnt binden
(1072-9) Von Y. Thalheim, H. Nadolny, 48 S.,
129 Farbfotos, 1 s/w-Foto, Pappband. ●

freundin
Farbberatung
Alle Farben, die Ihnen wirklich stehen
(4520-4) Von Chr. Buscher, 128 S., 175 Farbfotos, Pappband. ●●●●

freundin
Das perfekte Make-up
(4727-4) Von M. Rüdiger, H. Kirchberger,
G. Mergenburg, 128 S., 271 Farbfotos,
Pappband. ●●●●

freundin Ratgeber
Hochzeit feiern
(4702-2) Von C. von Hoerner-Nitsch, I. Weber,
K. Riebartsch, C. von Bernuth, 128 S.,
188 Farbf., 28 s/w-Fotos, Pappband. ●●●●

freundin
Typ & Frisur
(4695-2) Von E. Bolz, 128 S., zahlr. Farbabb.,
Pappband. ●●●●

Gedichte, Reden und Sketche
für grüne, silberne u. goldene Hochzeitstage
(1269-1) Von F. Rieder, 160 S., durchgehend
vierfarbig, Pappband. ●●

Wir heiraten
Ratgeber zur Vorbereitung und Festgestaltung der Verlobung und Hochzeit.
(4188-0) Von C. Poensgen, 216 S.,
8 s/w-Fotos, 30 s/w-Zeichnungen, 8 Farbtafeln, Pappband. ●●●

**Von der Verlobung zur Goldenen
Hochzeit**
(0393-5) Von E. Runge, 112 S., kartoniert. ●

Hochzeitszeitungen
Tolle Ideen für Leute von heute
(1379-5) Ca. 80 S., zahlr. zweifbg. Abbildungen, kartoniert. ●●

Die Silberhochzeit
Vorbereitung · Einladung · Geschenkvor-
schläge · Dekoration · Festablauf · Menüs ·
Reden · Glückwünsche. (0542-3) Von K. F.
Merkle, 112 S., 41 Zeichnungen, kart. ●

Geburtstagsfeiern für jedes Alter
Planung und Festgestaltung
(1382-5) Von S. Ahrndt, 120 S., 145 Farbfotos,
28 Farbzeichnungen, kart. ●●

Geburt und Taufe feiern
Planung und Festgestaltung
(1443-0) Von S. Ahrendt, ca. 128 S., ca. 90
Farbabb., kartoniert. ●●

Wie soll es heißen?
(0211-4) Von D. Köhr, 136 S., kartoniert. ●

Unsere beliebtesten Vornamen
(1023-0) Von A. F. W. Weigel, 160 S.,
75 s/w-Fotos, Pappband. ●●

**Kindergedichte, Lieder und Sketche für
Hochzeitsfeiern**
(1112-1) Von B. Lins, 72 S., 26 farbige Abbildungen, 15 Lieder, kartoniert. ●

**Neue Kindergedichte und Lieder
für Hochzeitsfeste**
(1431-7) Von A. Schweiggert, ca. 80 S., kart. ●

Kindergedichte rund ums Jahr
(1040-0) Von A. Schweiggert, 80 S., 49 Zeichnungen, 6 Vignetten, kartoniert. ●

Ins Gästebuch geschrieben
(0576-8) Von K. H. Trabeck, 96 S., 24 Zeichnungen, kartoniert. ●

Der Verseschmied
Kleiner Leitfaden für Hobbydichter.
(0597-0) Von T. Parisius, 96 S., 28 Zeichnungen, kartoniert. ●

Mach' dir einen Reim
Der moderne Verseschmied
(1433-3) Von G. Rudorf, ca. 160 S., Pappband.
●●

Die schönsten Volkslieder
(0432-X) Hrsg. D. Walther, 128 S., mit Noten
und Zeichnungen, kartoniert. ●

Alte und neue
Wanderlieder
(1268-3) Von P. G. Walter, 96 S., zweifarbig,
kartoniert. ●●

Neue Glückwunschfibel
für groß und klein.
(0156-8) Von R. Christian-Hildebrandt, 96 S.,
13 Vignetten, kartoniert. ●

Großes Buch der Glückwünsche
(0255-6) Hrsg. von O. Fuhrmann, 176 S.,
77 Zeichnungen und viele Gestaltungsvor-
schläge, kartoniert. ●

Wetter und Wind ändern sich geschwind
Beliebte Bauernregeln
(1267-5) Von G. Haddenbach, ca. 80 S.,
ca. 30 zweifarbige Illustrationen, kart. ●

Beliebte Verse fürs Poesiealbum
Rosen, Tulpen, Nelken . . .
(0431-1) Von W. Pröve, 96 S., 11 Faksimile-
Abb., kartoniert. ●

Verse fürs Poesiealbum
(0241-6) Von I. Wolter, 120 S., 20 Abbildungen, kartoniert. ●

Heiter und besinnliche
Verse fürs Poesiealbum
(1069-9) Von B. H. Ball, 160 S., 70 zweifarbige Illustrationen, Pappband. ●●

Klassische Verse und Zitate
Für Glückwünsche, Briefe, Reden und Poesie-
alben
(1223-3) Von P. Motzan, 224 S., 40 Abbildungen, Pappband. ●●

Die Kunst der freien Rede
Ein Intensivkurs mit vielen Übungen,
Beispielen und Lösungen.
(4189-6) Von G. Hirsch, 232 S., 11 Zeichnungen, Pappband. ●●●

**Trinksprüche, Gästebuchverse,
Richtsprüche**
(0224-6) Von D. Kellermann, 96 S., kart. ●

**Glückwünsche, Toasts und Festreden zu
Polterabend und Hochzeit**
(0264-5) Von I. Wolter, 112 S., 18 Zeichnungen, kartoniert. ●

Trinksprüche und Festreden
(1321-3) Von L. Metzner, 144 S., 13 zweifarbige Zeichnungen, Pappband. ●●

Grußworte
für Gemeindefeiern, Vereinsjubiläen und
andere offizielle Anlässe
(4741-X) Von M. Adam, 192 S., ca. 15 Illustrationen, Pappband. ●●

Moderne Reden und Ansprachen
(4742-8) Von M. Adam, 464 S., Pappband.
●●●●

Reden zu Familienfesten
Musteransprachen für viele Gelegenheiten
(0675-6) Von G. Georg, 112 S., kartoniert. ●

Reden im Verein
Musteransprachen für viele Gelegenheiten
(0703-5) Von G. Georg, 112 S., kartoniert. ●

Reden zum Jubiläum
Musteransprachen für viele Gelegenheiten
(0595-4) Von G. Georg, 112 S., kartoniert. ●

**Reden und Sprüche zu Grundsteinlegung,
Richtfest und Jubiläum**
(0598-0) Von A. Bruder, G. Georg, 96 S.,
kartoniert. ●

Die überzeugende Rede
Mehr Erfolg durch bessere Rhetorik
(0076-6) Von K. Wolter, G. Kunz, 96 S.,
kartoniert. ●

Moderne Korrespondenz
Handbuch für erfolgreiche Briefe
(4014-8) Von H. Kirst und W. Manekeller,
544 S., Pappband. ●●●●

Musterbriefe
für alle Gelegenheiten.
(0231-9) Hrsg. von O. Fuhrmann, 240 S.,
kartoniert. ●

Der moderne Brief
Geschäfts- und Privatkorrespondenz empfän-
gerorientiert schreiben
(1440-6) Von Dr. G. Reinert-Schneider,
ca. 144 S., ca. 15 s/w-Zeichn., kartoniert. ●●

Geschäftsbriefe
zeitgemäß und stilsicher
(1323-X) Von G. Briese-Neumann, 152 S.,
kartoniert. ●●

Geschäftliche Briefe
für Privatleute, Handwerker und Kaufleute
(0041-3) Von G. Briese-Neumann, ca. 120 S.,
kartoniert. ●

FALKEN-Software
**Musterkorrespondenz in Deutsch, Eng-
lisch, Französisch, Italienisch, Spanisch**
(7041-1) Diskette 5 1/4" für IBM-PC + Kompatible, mit Begleitbroschüre. ●●●●*
(7051-9) Diskette 3 1/2" für IBM-PC + Kompatible, mit Begleitbroschüre. ●●●●*

Privatbriefe
Muster für alle Gelegenheiten.
(0114-2) Von I. Wolter-Rosendorf, 112 S.,
kartoniert. ●

Erfolgstips für den Schriftverkehr
Briefgestaltung · Rechtschreibung · Zeichen-
setzung · Stil. (0678-0) Von U. Schoenwald,
112 S., kart. ●

Behördenkorrespondenz
Musterbriefe · Anträge · Einsprüche
(0412-5) Von E. Ruge, 112 S., kart. ●

Worte und Briefe der Anteilnahme
(0464-8) Von E. Ruge, M. Adam, 88 S., mit
vielen Abb., kart. ●

Briefe zu Geburt und Taufe
Glückwünsche und Danksagungen. (0802-3)
Von H. Beitz, 96 S., 12 Zeichnungen, kart. ●

FALKEN Rechtsberater
FALKEN Rechtsberater
Fallbeispiele · Musterbriefe · Gerichtsurteile
(4734-7) Hrsg. S. von Hasseln, 756 S., Pappband. ●●●●

**Alles, was man über Erziehungsgeld,
Mutterschutz, Erziehungsurlaub wissen
muß**
Das neue Recht für Eltern
(0835-X) Von K. Möcks, A. Schmitt, 144 S.,
kartoniert. ●

**Alles, was man über die nichteheliche
Lebensgemeinschaft wissen muß**
(1071-0) Von T. Drewes, 104 S., 8 s/w-Zeich-
nungen, kartoniert. ●●

Scheidung und Unterhalt
nach dem neuen Eherecht
(0403-6) Von T. Drewes, 112 S., mit Kosten
und Unterhaltstabellen, kart. ●

Alles, was man über Scheidung und Unterhalt wissen muß
(1264-0) Von T. Drewes, 128 S., kart. ●●

Alles, was man über Renten wissen muß
Mit Rentenreformgesetz 1992
(1265-9) Von K. Möcks, A. Schmitt, 112 S., kartoniert. ●●

Wolfgang Büsers Erfolgstips
Rentenreform '92
(1244-6) Von W. Büser, 80 S., kartoniert. ●

Wolfgang Büsers Erfolgstips
Teilzeitarbeit
(1266-7) Von W. Büser, 80 S., kart. ●●

Wolfgang Büsers Erfolgstips
(Lohn-) Einkommensteuer '92
Aktuell: Zinssteuer '93
(1324-8) Von W. Büser, 176 S., kart. ●●

Vermögensbildung mit System
Anlageformen · Strategien · Praxistips
(1445-7) Von W. Schwanfelder, ca. 160 S., kartoniert. ●

Alles, was man über BAföG wissen muß
(1387-6) Von A. Mengeringhausen, 144 S., kartoniert. ●

Testament und Erbschaft
Erbfolge, Rechte und Pflichten der Erben, Erbschafts- und Schenkungssteuer, Mustertestamente. (4139-X) Von T. Drewes, R. Hollender, 304 S., Pappband. ●●●

Erbrecht und Testament
(0046-4) Von H. Wandrey, 124 S., kart. ●

Alles, was man über Testament und Erbschaft wissen muß
(0939-9) Von T. Drewes, 136 S., 9 s/w-Zeichnungen, kart. ●●

Mietrecht
Leitfaden für Mieter und Vermieter
(0479-6) Von J. Beuthner, 196 S., kart. ●●

Haushaltstips
praktisch und umweltfreundlich
(1046-X) Von K. Winkell, 96 S., 36 Zeichnungen, kartoniert. ●

Texte für den Anrufbeantworter
(1389-2) Von G. Kunz, 80 S., 12 s/w-Zeichnungen, kart. ●

Alles, was man über den Umgang mit Behörden wissen muß
(1390-6) Von K. Möcks, A. Schmitt, 132 S., kartoniert. ●●

Wege zum Börsenerfolg
Aktien · Anleihen · Optionen
(4275-2) Von H. Krause, 252 S., 4 s/w-Fotos, 86 Zeichnungen, Pappband. ●●●●

FALKEN-Software
Börsenfieber
Spielend spekulieren mit Geld und Aktien
(7016-0) IBM-PC und Kompatible, Diskette 5 1/4˝, mit Begleitheft. ●●●●●˙
(7044-6) für IBM-PC + Kompatible, Diskette 3 1/2˝, mit Begleitheft. ●●●●●˙

FALKEN Software
Broker King
Cash und crash an der Terminbörse. Mit Warentermingeschäft und Optionshandel
(7058-6) Diskette 3 1/2˝ für IBM-PC + Kompatible, mit Begleitbroschüre. ●●●●●˙

Wörter und Unwörter
Sinniges und Unsinniges der deutschen Gegenwartssprache
(1401-7) Hrsg. Gesellschaft für deutsche Sprache, 176 S., kartoniert. ●●●

Richtige Groß- und Kleinschreibung
durch neue, vereinfachte Regeln. Erläuterungen der Zweifelsfragen anhand vieler Beispiele
(0897-X) Von Prof. Dr. Ch. Stetter, 96 S., kartoniert. ●

Gutes Deutsch schreiben und sprechen
(4432-1) Von W. Manekeller, Dr. G. Reinert-Schneider, 416 S., durchgehend zweifarbig, Pappband. ●●●●

Mehr Erfolg in der Schule
Deutsche Rechtschreibung und Grammatik
Übungen und Beispiele für die Klassen 5–10.
(4407-0) Von K. Schreiner, 256 S., durchgehend zweifarbig, Pappband. ●●●●

Diktate besser schreiben
Übungen zur Rechtschreibung für die Klassen 4 bis 8
(0469-9) Von K. Schreiner, 152 S., 31 Zeichnungen, kartoniert. ●●

FALKEN Software
Deutsche Grammatik
Mit fremdsprachiger Bedienerführung
(7079-9) Disk. 5 1/4˝ für IBM-PC + Kompatible, mit Begleitheft. ●●●●●˙
(7080-9) Disk. 3 1/2˝ für IBM-PC + Kompatible, mit Begleitheft. ●●●●●˙

Deutsche Grammatik
Ein Lern- und Übungsbuch
(0704-3) Von K. Schreiner, 122 S., kart. ●●

Aufsätze besser schreiben
Förderkurs für die Klassen 4–10
(0429-X) Von K. Schreiner, 144 S., 31 Abb., kartoniert. ●●

Mehr Erfolg in der Schule
Der Deutschaufsatz
Übungen und Beispiele für die Klassen 5–10.
(4271-X) Von K. Schreiner, 240 S., 4 s/w-Fotos, 51 Zeichnungen, Pappband. ●●●

Mehr Erfolg in der Schule
Deutsch
Textinterpretation, Literaturgeschichte und Stilkunde
(4483-6) Von K. Schreiner, 272 S., 43 zweifarbige Zeichnungen, Pappband. ●●●●

Mehr Erfolg in der Schule
Deutsche Rechtschreibung und Grammatik
(4407-0) Von K. Schreiner, 256 S., Pappband.●●●●

Gedächtnistraining mit Eselsbrücken
(1388-4) Von W. Ettig, 96 S., 36 s/w-Zeichnungen, kartoniert. ●

Geschichte
Von der Französischen Revolution bis zur Gegenwart
(4723-1) Von K. Schreiner, 256 S., 50 s/w-Fotos, 10 Farbzeichnungen, 6 zweifarbige Landkarten, Pappband. ●●●

Geographie
Natürliche Grundlagen · Gestaltung der Umwelt · Die Staaten der Erde
(4724-X) Von V. Disch, 256 S., ca. 40 Karten und Grafiken, Pappband. ●●●●

Mehr Erfolg in der Schule
Mathematik 1
Arithmetik und Algebra. Übungen, Beispiele und Lösungen für die Klassen 5 bis 10.
(4420-X) Von R. Müller-Fonfara, 256 S., 193 Zeichn., 2 s/w-Fotos, Pappband. ●●●●

Mehr Erfolg in der Schule
Mathematik 2
Geometrie, Statistik, Wahrscheinlichkeitsrechnung und kaufmännisches Rechnen
(4456-9) Von R. Müller-Fonfara, W. Scholl, 256 S., 6 s/w-Fotos, 304 Zeichnungen, Pappband. ●●●●

Mathematische Formeln für Schule und Beruf
Mit Beispielen und Erklärungen
(0499-0) Von R. Müller-Fonfara, 156 S., 210 Zeichnungen, kart. ●●

Schülerlexikon der Mathematik
Formeln, Übungen und Begriffserklärungen für die Klassen 5–10
(0430-3) Von R. Müller-Fonfara, 176 S., 96 Zeichnungen, kartoniert. ●●

Mehr Erfolg in der Schule
Mathematik 3
Analysis, analytische Geometrie und lineare Algebra
(4541-7) Von R. Müller-Fonfara, W. Scholl, 240 S., 140 zweifbg. Grafiken, Pappband.●●●●

Mehr Erfolg in der Schule
Mathematik 4
Für die Klassen 11 bis 13
(4701-0) Von R. Müller-Fonfara, W. Scholl, 240 S., 91 Zeichnungen, 3 s/w-Fotos, Pappband. ●●●●

Mathematik-Textaufgaben leicht gelöst
Aufgaben · Lösungsstrategien · Anwendungsbeispiele
(1022-2) Von R. Müller-Fonfara, 128 S., 4 Zeichnungen, kartoniert. ●●

Rechnen aufgefrischt für Schule und Beruf.
(0100-2) Von H. Rausch, 144 S., kart. ●

Mehr Erfolg in der Schule
Physik
Mechanik · Wärmelehre · Optik · Elektrizität · Atomphysik
(4448-8) Von Dr. T. Neubert. 240 S., 219 Zeichnungen, Pappband. ●●●●

Physik verständlich
Förderkurs für die Klassen 7 bis 10
(0926-7) Von Dr. Th. Neubert, 136 S., 146 s/w-Zeichn., 166 Aufgaben, kart. ●●

Besseres Englisch
Grammatik und Übungen für die Klassen 5 bis 10.
(0745-0) Von E. Henrichs, 144 S., kart. ●●

Mehr Erfolg in der Schule
Englisch
Textinterpretationen
(4518-2) Von E. Heinrichs-Kleinen, 256 S., Pappband.●●●●

Mehr Erfolg in der Schule
Englische Grammatik
Regeln und Übungen für die Klassen 5 bis 13
(4431-3) Von E. Heinrichs-Kleinen, 256 S., durchgehend zweifarbig, Pappband. ●●●

FALKEN Software
Business English for Secretaries
Lernen und üben in berufsbezogenen Situationen (7035-7) Diskette 5 1/4˝ für IBM-PC + Kompatible, mit Begleitbroschüre. ●●●●●˙
(7059-4) Diskette 3 1/2˝ für IBM-PC + Kompatible, mit Begleitbroschüre. ●●●●●˙

FALKEN-Software
The Grammar-Master
Englische Grammatik üben und beherrschen
(7002-0) Diskette für den C 64/C 128 PC ●●●●˙
(7030-6) Diskette für IBM-PC + Kompatible, mit Begleitheft. ●●●●˙

FALKEN-Software
Vokabeltrainer Englisch
Von B. Hoppius. (7001-2) 2 Disketten für C 64/C128 PC mit Begleitheft. ●●●●˙
(7034-9) Diskette 5 1/4˝ für IBM-PC + Kompatible, mit Begleitheft. ●●●●˙
(7084-5) Diskette 3 1/2˝ für IBM-PC + Kompatible, mit Begleitheft. ●●●●˙

FALKEN-Software
Vokabeltrainer Französisch
Über 2000 Vokabeln und Redewendungen frei erweiterbar
(7019-5) Diskette 5 1/4˝ für IBM-PC und Komp., mit Begleitheft. ●●●●˙

FALKEN-Software
Je finis, tu finis …
maitrisez la grammaire française
Französische Grammatik lernen und beherrschen
(7053-5) Diskette 5 1/4˝ für IBM-PC + Kompatible, mit Begleitbroschüre. ●●●●˙
(7069-1) Diskette 3 1/2˝ für IBM-PC + Kompatible, mit Begleitbroschüre. ●●●●˙

FALKEN-Software
Le monde des affaires en français
Wirtschaftsfranzösisch leicht gelernt
(7054-3) Diskette 5 1/4″ für IBM-PC + Kompatible, mit Begleitbroschüre. ●●●●●*
(7068-3) Diskette 3 1/2″ für IBM-PC + Kompatible, mit Begleitbroschüre. ●●●●●*

Besseres Französisch
Grammatik und Übungen für die Klassen 9 bis 11
(1039-7) Von R. Lübke, 114 S., durchgehend zweifarbig, kartoniert. ●●

Mehr Erfolg in der Schule
Französische Grammatik
Für die Klassen 7 bis 13
(4703-7) Von R. Lübke, ca. 256 S., durchgehend zweifarbig, Pappband. ●●●●

FALKEN-Software
Vokabeltrainer Italienisch
Über 2000 Vokabeln und Redewendungen frei erweiterbar.
(7065-9) Diskette 5 1/4″ für IBM-PC + Kompatible, mit Begleitbroschüre. ●●●●*
(7064-0) Diskette 3 1/2″ für IBM-PC + Kompatible, mit Begleitbroschüre. ●●●●*

FALKEN-Software
Vokabeltrainer Latein
Über 2000 Vokabeln und Redewendungen frei erweiterbar.
(7033-0) Diskette 5 1/4″ für IBM-PC + Kompatible, mit Begleitheft. ●●●●*
(7085-3) Diskette 3 1/2″ für IBM-PC + Kompatible, mit Begleitheft. ●●●●*

Schnell und sicher zum Führerschein
Tips und Tricks aus 30jähriger-Fahrlehrer-Praxis.
(1232-2) Von O. Einert, 152 S., 156 Farbfotos, 161 z.T. farb. Zeichnungen, kart. ●●

Der Test-Knacker bei Führerscheinverlust
(1262-4) Von T. Rieh, 128 S., kart. ●●

Erfolgreiche Bewerbung um einen Ausbildungsplatz
(0715-9) Von H. Friedrich, 128 S., kart. ●

Bewerbungsstrategien
Erfolgreiche Konzepte für Karrierebewußte
(1027-3) Von Dr.W. Reichel, 128 S., kart. ●●

Karriereplanung mit System
Bewerbungsstrategien für Frauen
(4455-0) Von R. Ibelgaufts, 144 S., 20 Cartoons, Pappband. ●●

Die Bewerbung
Der moderne Ratgeber für Bewerbungsbriefe, Lebenslauf und Vorstellungsgespräche.
(4138-1) Von W. Manekeller, 264 S., Pappband. ●●●

Die erfolgreiche Bewerbung
Bewerbung und Vorstellung
(0173-8) Von W. Manekeller, U. Schoenwald, 144 S., kartoniert. ●●

Lebenslauf und Bewerbung
Beispiele für Inhalt, Form und Aufbau
(0428-1) Von H. Friedrich, 112 S., kart. ●

Bewerbungsbriefe und Stellengesuche
Für handwerkliche, gewerblich-technische und kaufmännische Berufe
(0138-X) Von Dr. W. Reichert, ca. 96 S., kartoniert. ●

Erfolgreiche Bewerbungsbriefe und Bewerbungsformen
(0138-X) Von W. Manekeller, U. Schoenwald, 88 S., kartoniert. ●

Das überzeugende
Vorstellungsgespräch
Erfolgreiche Strategien für den ersten Eindruck
(1261-6) Von R. Ibelgaufts, 144 S., kart. ●●

Vorstellungsgespräche
sicher und erfolgreich führen.
(0636-5) Von H. Friedrich, 144 S., kart. ●

Einstellungstests und andere
Methoden der Bewerberauswahl
(1263-2) Von Dr. R. Hilke, H. Hustedt, 160 S., 27 Zeichnungen, kart. ●●

Keine Angst vor Einstellungstests
Ein Ratgeber für Bewerber.
(0793-6) Von Ch. Titze, 120 S., 67 Zeichnungen, kartoniert. ●

freundin Ratgeber
Psychoterror am Arbeitsplatz
Mobbing
(1434-1) Von B. Huber, ca. 144 S., kart. ●●

freundin
Kind und Beruf:
(K)ein Problem
(1322-1) Von I. Weber, 168 S., 14 Zeichnungen, kartoniert. ●●

freundin Ratgeber
Neu um Job:
So überzeugen Sie
(1259-4) Von G. Teusen, 160 S., kart. ●●

Die ersten Tage am neuen Arbeitsplatz
Ratschläge für den richtigen Umgang mit Kollegen und Vorgesetzten
(0855-4) Von H. Friedrich, 104 S., kart. ●

Zeugnisse im Beruf
richtig schreiben, richtig verstehen
(0544-X) Von H. Friedrich, 112 S., kart. ●

Arbeitszeugnisse
verstehen und interpretieren
(1444-9) Von A. Nasemann, ca. 112 S., kartoniert. ●●

So lernt man leicht und schnell
Maschinenschreiben
Lehrbuch für Schulen, Lehrgänge und Selbstunterricht. **(0568**-7) Von M. Kempkes, 112 S., 48 Zeichnungen, kartoniert. ●●

FALKEN-Software
Maschinenschreiben und Tastaturtraining für Computer
(7009-4) Von B. Hoppius, Diskette 5 1/4″ u. 3 1/2″ für IBM-PC + Kompatible, mit Begleitheit. ●●●●●*

Leicht und schnell gelernt
Maschinenschreiben im Selbstunterricht
(0170-3) Von O. Fonfara, 88 S., kartoniert.●

Buchführung leicht gemacht
Ein methodischer Grundkurs für den Selbstunterricht **(4238**-8) Von D. Machenheimer, R. Kersten, 252 S., Pappband. ●●●●

Buchführung leicht gefaßt
Für Handwerker, Gewerbetreibende und freiberuflich Tätige.
(0127-4) Von R. Pohl, 104 S., kartoniert. ●

Stenografie leicht gelernt
im Kurus oder Selbstunterricht
(0266-1) Von H. Kaus, 64 S., kartoniert. ●

Gitarre spielen
Ein Grundkurs für den Selbstunterricht
(0534-2) Von A. Roßmann, 96 S., 1 Schallfolie, 150 Zeichnungen, kart. ●●

Faszinierendes Erlebnis
Tierwelt
(4706-1) Von U. und W. Dolder, 196 S., 314 Farbzeichnungen, Pappband. ●●●●

Mein Dschungelbuch
(4537-9) Von W. Fend, 360 S., 561 Farbfotos, Pappband.●●●●

Das große Buch der
Antworten auf Kinderfragen
(4477-1) Von H. Hofmann, U. Kopp, G. Jankovics u.a., 192 S., 308 Farbzeichnungen, Pappband. ●●● ′

Spiele des Lebens?
Verhaltensweisen und Überlebenskampf der Tiere
(4524-7) Von D. Attenborough, 320 S., 163 Farbfotos, Pappband.●●●●

FALKEN LEXIKON
Das Wissen unserer Zeit
(4736-3) Hrsg. Lexikographisches Institut, 1008 S., ca. 3000 Farbabb., Karten und Tabellen, kart. ●●●●

Das neue, farbige
Jugendlexikon
(4472-0) Von J. Frey, D. Rex, 304 Seiten, 269 und 52 s/w-Fotos, 6 Farbzeichn., Pappband. ●●●●

Das große farbige Kinderlexikon
(4195-0) Von U. Kopp, 320 S., 493 Farbabb., 17 s/w-Fotos, Pappband. ●●●

Briefmarken sammeln
(0481-8) Von D. Stein, 120 S., 4 Farbtafeln, 98 s/w-Abbildungen, kartoniert. ●

Umweltexperimente für Kinder und Jugendliche
(4708-8) Von F. Jantzen, ca. 80 S., ca. 100 farbige Fotos und Zeichnungen, Pappband. ●●●

Telefonkartenlexikon für Sammler
(1406-6) Von M. Burzan, ca. 160 S., zahlr. Farbabb., kartoniert. ●●●

Telefonkarten sammeln
Serien · Preise · Sammeltips
(1326-X) Von M. Burzan, 128 S., 251 Farbfotos, kart. ●●

Die Handschrift als Spiegel des Charakters
Graphologie
(1025-7) Von Dr. W. Busch, 104 S., 87 Schriftproben, kartoniert. ●

Familienforschung · Ahnentafel · Wappenkunde
Wege zur eigenen Familienchronik
(0744-2) Von P. Bahn, 128 S., 8 Farbtafeln, 30 Abbildungen, kart. ●●

Familienforschung und Wappenkunde
(4485-2) Von P. Bahn, 224 S., 114 zweifarbige Abbildungen, Pappband. ●●●●●

freundin Ratgeber
Allein auf Achse
(1260-8) Von H. Guilino, 176 S., kart. ●●

Brain Building
Das Supertraining für Gedächtnis, Logik, Kreativität
(4704-5) Von M. vos Savant, 256 S., Pappband. ●●●

Traumdeutung
Die Bildersprache unserer Traumwelt entschlüsseln
(4486-0) Von G. Fink, 384 S., 74 zweifarbige Fotos, Pappband. ●●●●

Kinderträume
Ein Ratgeber für Eltern
(4505-0) Von G. Fink, ca. 176 S., Pappband. ●●●

Wahrsagen
mit den Karten der Madame Lenormand
(1328-0) Von B. A. Mertz, 108 S., 39 s/w-Abbildungen, kartoniert. ●●

Wahrsagen mit Tarot-Karten
(0482-6) Von E. J. Nigg, 112 S., 52 s/w-Abb., Pappband. ●

Die 12 Tierzeichen
Chinesisches Horoskop
(0423-0) Von G. Haddenbach, 88 S., kartoniert. ●

Partnerschaftshoroskop
Glück und Harmonie mit Ihrem Traumpartner.
(0587-3) Von G. Haddenbach, 112 S., 11 Zeichnungen, kartoniert. ●

Im Zeichen der Sterne
(0951-8) Der feurige Widder
(0952-6) Der willensstarke Stier
(0953-4) Die vielseitigen Zwillinge
(0954-2) Der feinfühlige Krebs
(0955-0) Der königliche Löwe
(0956-9) Die zuverlässige Jungfrau
(0957-7) Die charmante Waage
(0958-5) Der leidenschaftliche Skorpion
(0959-3) Der temperamentvolle Schütze
(0960-7) Der treue Steinbock
(0961-5) Der selbstbewußte Wassermann
(0962-3) Die romantischen Fische
Von G. Haddenbach, 64 S., 35 Farbfotos,
Pappband. ●

Essen und Trinken

Unsere Kochschule
(4526-3) Von M. Kaltenbach, F. W. Ehlert,
308 S., 736 Farbfotos, Pappband. ●●●●
Kochen für 1 Person
Rationell wirtschaften, abwechslungsreich
und schmackhaft zubereiten.
(0586-5) Von M. Nicolin, 104 S., 8 Farbtafeln,
23 Zeichnungen, kart. ●
Rezepte für 1 Person
(1294-2) Hrsg. M. Sauerborn, 64 S., 75 Farb-
fotos, kartoniert. ●
Schnell und individuell
Die raffinierte Single-Küche
(4266-3) Von F. Faist, 160 S., 151 Farbfotos,
Pappband. ●●●●
Für Kenner und Genießer **Lamm**
(1090-7) Von H. Imhof, 64 S., 50 Farbfotos,
Pappband. ●●
Frischer Fang aus Fluß und Meer **Fisch**
(0964-X) Von L. Grieser, 48 S., 52 Farbfotos,
Pappband. ●●
Zart und edel
Lachs
(1403-1) Von H. Imhof, 64 S., ca. 50 Farbfotos,
Pappband. ●●
Geflügelgerichte
(1348-5) Hrsg. E. Meyer zu Stieghorst, 64 S.,
71 Farbfotos, kartoniert. ●
Gaumenfreuden Tag für Tag
Pfannengerichte
(1007-9) Von S. Fabke, 64 S., 54 Farbfotos,
Pappband. ●
Schnitzel, Steaks & Co.
(1417-1) Von N. Frank, 64 S., ca. 50 Farbfotos,
kartoniert. ●
Köstliches aus dem Tontopf
(1332-9) Hrsg. S. Kieslich, 64 S., ca. 50 Farbfotos, kartoniert. ●
Aus eigener Küche **Gute Wurst**
(0948-8) Von J. Bessel, G. Quaas, 80 S.,
8 Farbtafeln, kart. ●
Aus lauter Lust und Liebe **Knoblauch**
(0867-8) Von L. Reinirkens, 64 S., 45 Farbfotos, Pappband. ●●
Bintje, Irmgard und Sieglinde
Kartoffeln
(1032-X) Von S. Fabke, 64 S., 43 Farb- und
1 s/w-Foto, Pappband. ●
Kartoffelgerichte
(1297-7) Hrsg. I. Feldhaus, 64 S., 64 Farbfotos, kartoniert. ●
Nudelgerichte
(1293-4) Hrsg. E. Fuhrmann, 64 S., 66 Farbfotos, kartoniert. ●
Pasta in Höchstform **Nudeln**
(0884-8) Von M. Kirsch, 64 S., 62 Farbfotos,
Pappband. ●●

Reis
Basmati, Patna und Arborio
(1209-8) Von K. Iden, 64 S., ca. 50 Farbfotos,
Pappband. ●●
Kräftig klar und cremig zart **Feine Suppen**
(1031-7) Von H. Imhof, 64 S., 48 Farbfotos,
Pappband. ●
Spezialitäten unter knuspriger Decke
Aufläufe
(0882-1) Von C. Adam, 48 S., 33 Farbfotos,
Pappband. ●
Aufläufe
(1295-0) Hrsg. E. Fuhrmann, 64 S., 62 Farb-
fotos, kartoniert. ●
Die Krönung der feinen Küche **Saucen**
(0817-1) Von G. Cavestri, 48 S., 40 Farbfotos,
Pappband. ●●
Schlank und köstlich **Spargel**
(1005-2) Von M. Kirsch, 64 S., 44 Farbfotos,
Pappband. ●
Von Aubergine bis Zucchini **Gemüse**
(1061-3) Von H. Cohrs, 64 S., 39 Farbfotos,
Pappband. ●
Gemüsegerichte
(1347-7) Hrsg. E. Fuhrmann, 64 S., 58 Farb-
fotos, kartoniert. ●
Gemüseaufläufe
(1365-5) Hrsg. E. Fuhrmann, 64 S., ca. 50
Farbfotos, kartoniert. ●
Statt Breakfast und Lunch **Brunch**
(1033-8) Von C. Adam, 64 S., 49 Farbfotos,
Pappband. ●
Genießen unter freiem Himmel
Picknick
(1208-X) Von A. Ilies, 64 S., ca. 50 Farbfotos,
Pappband. ●●
Die schönsten Rezepte für
Frühstück und Brunch
(1063-X) Von K. Kruse-Schorling, 80 S.,
8 Farbtafeln, kart. ●
Schnelle Küche
Für 2 Personen
(4718-5) freundin-Kochstudio, 80 S.,
105 Farbf., Pappband. ●●
Kochen auf der richtigen Welle im
Grill-Mikrowellengerät
(1395-7) Von T. Peters, 96 S., 79 Farbfotos,
kartoniert. ●●
Fritieren
(1350-7) Hrsg. I. Teitge, 64 S., ca. 50 Farb-
fotos, kartoniert. ●
Schnell auf den Tisch gezaubert
Kochen mit Mikrowellen
(0818-X) Von A. Danner, 64 S., 52 Farbfotos,
Pappband. ●
Italienische Vorspeisen **Antipasti**
(1006-0) Von S. Reiter-Westphal, 64 S.,
47 Farbfotos, Pappband. ●●
Italienische Küche
(1299-3) Hrsg. E. Fuhrmann, 64 S., 65 Farb-
fotos, kartoniert. ●
Schlemmerreise durch die
Italienische Küche
(4172-1) Von V. Pifferi, 160 S., 109 Farbfotos,
Pappband. ●●●●
Spaghetti, Tagliatelle + Co.
Pasta all'Italiana
(1004-4) Von I. Seyric, 64 S., 57 Farbfotos,
Pappband. ●
Pizza
(1352-3) Hrsg. M. Sauerborn, 64 S., 72 Farb-
fotos, kartoniert. ●
Tradition mit Charme
Wiener Spezialitäten
(1343-4) Von G. Scolik, 64 S., 46 Farbfotos,
Pappband. ●
Schlemmerreise durch die
Französische Küche
(4296-5) Von H. Imhof, 160 S., 147 Farbfotos,
3 s/w-Fotos, Pappband. ●●●●

Schlemmerreise durch die
Spanische Küche
(4500-X) Von A. Puente, 160 S., ca. 120 Farbfotos, Pappband. ●●●●
Vom Bosporus zum Ararat
Türkische Spezialitäten
(191-1) Von S. Dogan, 64 S., 44 Farbfotos,
Pappband. ●●
Indische Küche
(1404-X) Von C. Zingerling, 64 S., ca. 50 Farb-
fotos, kartoniert. ●
Schlemmerreise durch die
Thailändische Küche
(4722-3) Von C. Zingerling, 144 S.,
164 Farbf., Pappband. ●●●
Köstlich fernöstlich
Asiatische Spezialitäten
(1286-1) Von M. Carroll, E. Mognol, 64 S.,
49 Farbf., Pappband. ●●
Chinesische Küche
(1289-6) Hrsg. M. Sauerborn, 64 S., 73 Farbfotos, kartoniert. ●
Schlemmerreise durch die
Chinesische Küche
(4184-5) Von K. H. Jen, 160 S., 117 Farbfotos,
Pappband. ●●●●
Gerichte aus dem
Wok
(1291-8) Hrsg. M. Sauerborn, 64 S., 76 Farbfotos, kartoniert. ●
Mit Lust und Liebe **Chinesisch Kochen**
(4441-0) Von Ho Fu-Lung, Uli Franz, 176 S.,
189 Farbfotos, 29 Zeichnungen, Pappband.
●●●●
Fernöstliche Küche
(1384-1) Hrsg. R. Faller, 64 S., ca. 50 Farbfotos, kartoniert. ●
Rezepte für Tisch- und Gartengrill
(1351-3) Hrsg. V. Müller, 64 S., 59 Farbfotos,
kartoniert. ●
Braten auf dem heißen Stein
(1300-0) Hrsg. R. Donhauser, 64 S., 56 Farbfotos, kartoniert. ●
**Rezepte rund um Raclette und
Doppeldecker**
(0420-6) Von J.W. Hochscheid, 72 S., 8 Farbtafeln, kartoniert. ●
Schlemmen in geselliger Runde
Fleischfondues
(0966-6) Von M. Spötter, 64 S., 62 Farbfotos,
Pappband. ●●
Fondues und Raclettes
(4253-1) Von F. Faist, 160 S., 125 Farbfotos,
Pappband. ●●●●
Fondues
(1298-5) Hrsg. E. Meyer zu Stieghorst, 64 S.,
69 Farbf., kart. ●
Rezepte fürs Raclette
(1290-X) Hrsg. S. Kieslich, 64 S., 59 Farbfotos, kartoniert. ●
Schmelzendes Käsevergnügen **Raclette**
(0881-3) Von F. Faist, 48 S., 33 Farbfotos,
Pappband. ●
Gartenfrisch genießen
Feine Salate
(4450-X) Von P. Nikolay, 160 S., 122 Farbfotos, Pappband. ●●●●
Köstliche Salate
zum Verwöhnen
(0222-X) Von Chr. Schönherr, 96 S., 8 Farbtafeln, 30 Zeichnungen, kartoniert. ●
Salate
(1346-9) Hrsg. E. Furhmann, 64 S., 62 Farbfotos, kartoniert. ●
Frisch und leicht als Hauptgericht
Schlemmersalate
(0934-8) Von C. Adam, 64 S., 49 Farbfotos,
Pappband. ●●

Köstlich frisch auf den Tisch
Rohkostsalate
(**0865**-1) Von C. Adam, 48 S., 26 Farbfotos,
Pappband. ●●

Gesund und vielseitig **Alles mit Joghurt**
täglich selbstgemacht, mit vielen Rezepten
(**0382**-6) Von G. Volz, 64 S., 8 Farbtafeln,
kartoniert. ●

Locker, flockig, leicht . . .
Müsli & Co
(**0965**-8) Von C. Adam, 64 S., 42 Farbfotos,
Pappband. ●●

Bärenstark und kerngesund
Vollwertkost für Kinder
(**0968**-2) Von S. Reiter, 64 S., 44 Farbfotos,
Pappband. ●●

Gesunde Ernährung für mein Kind
(**0776**-6) Von M. Bustorf-Hirsch, 112 S.,
8 Farbtafeln, 5 s/w-Zeichnungen, kart. ●●

Eßschule
Gesunde Ernährung für Kinder im Grund-
schulalter
(**1314**-0) Von A. Roßmeier, 80 S., 44 Farbf.,
50 fbg. Vignetten, Pappband. ●●

Lieblingsgerichte für Kinder
Mit Sonderteil: Gesunde Kost für Babys ab 6
Monaten
(**4497**-6) Von G. Righi-Spanfellner, 112 S., 27
Farbzeichnungen, Pappband. ●●●

Das essen Kinder gern
(**1405**-8) Hrsg. S. Faust, 64 S., ca. 50 Farbfotos, kartoniert. ●

Mit Lust und Liebe . . .
Vollwertküche für Genießer
(**4412**-4) Von Prof. Dr. C. Leitzmann,
H. Million, 256 S., 329 Farbfotos,
Pappband. ●●●●

Vegetarisch kochen und genießen
Alle Gerichte für 2 Personen
(**4715**-0) Von Prof. Dr. C. Leitzmann,
K. Dittrich, C. u. G. Kurz, 128 S., 132 Farbf.,
Pappband. ●●●

Das große FALKEN
Vitaminkochbuch
für Genießer
(**4714**-2) Von Prof. Dr. troph. M. Hamm,
A. Roßmeier, ca. 208 S., zahlr. Farbabb.,
Pappband. ●●●●

Die feine Vegetarische Küche
(**4235**-3) Von F. Faist, 160 S., 191 Farbfotos,
Pappband. ●●●●

**Schmackhafte Vollwertkost ohne
tierisches Eiweiß**
(**0993**-3) Von M. Bustorf-Hirsch, 96 S.,
54 Farbfotos, kartoniert. ●●

Cholesterinarm kochen und genießen
(**4442**-9) Von R. Unsorg, 168 S., 132 Farbfotos, kartoniert. ●●●●

Die aktuelle **Cholesterintabelle**
(**1088**-5) Von Dr. H. Oberritter, 84 S.,
12 zweifarbige Grafiken, kartoniert. ●

**Die aktuelle Vitamin- und
Mineralstofftabelle**
Mit Angaben zu den wichtigsten Vitaminen
und Mineralstoffen
(**1110**-5) Von Dr. H. Oberritter, 88 S., 1 zweifarbige Grafik, kart. ●

Die aktuelle E-Zusatzstoff-Tabelle
Über 750 Angaben zu Herkunft, Verwendung
und möglichen Nebenwirkungen
(**1233**-0) Von T. Pilgram, E.Dahl, 80 S., zweifarbig, kartoniert. ●

Vollwertküche für Diabetiker
Köstlich kochen und backen für die ganze
Familie
(**4473**-9) Von Prof. Dr. C. Leitzmann, Prof. Dr.
H. Laube, H. Million, 168 S., 172 Farbfotos,
8 Zeichnungen, Pappband. ●●●●

Kochen und backen für Diabetiker
Gesund und schmackhaft für die ganze
Familie
(**4467**-4) Von Dr. med. M. Toeller, W. Schu-
macher, A. Groote, Dr. troph. A. Klischan,
176 S., 182 Farbfotos, Pappband. ●●●●

Würzig kochen ohne Salz
(**0922**-4) Von S. Roediger-Streubel, 160 S.,
16 Farbtafeln, kartoniert. ●●

Die Sojaküche
Gesund und abwechslungsreich essen
(**0553**-9) Von U. Kolster, 80 S., 8 Farbtafeln,
kartoniert. ●

Gesund kochen mit Keimen und Sprossen
(**0794**-9) Von M. Bustorf-Hirsch, 96 S., 4 Farbtafeln, 13 s/w-Zeichnungen, kart. ●

Keime und Sprossen in der Naturküche
(**4299**-X) Von M. Bustorf-Hirsch, 96 S.,
144 Farbfotos, Pappband. ●●●

Waffeln
Hörnchen, Pfannkuchen und Crèpes.
(**0522**-9) Von C. Stephan, 64 S., 8 Farbtafeln,
kartoniert. ●

Waffeln
(**1296**-9) Hrsg. L. Steiger, 64 S., 73 Farbfotos,
kartoniert. ●

Mehr Freude und Erfolg beim
Brotbacken
(**4148**-9) Von A. und G. Eckert, 160 S.,
177 Farbfotos, Pappband. ●●●●

Meine Vollkornbackstube
Brot · Kuchen · Aufläufe. (**0616**-0) Von
R. Raffelt, 96 S., 4 Farbtafeln, 12 Zeich-
nungen, kartoniert. ●

Meine Weihnachtsbackstube
(**5163**-8) Von M. Sauerborn, 32 S., 23 Farbfotos, mit Vorlagebogen in Originalgröße,
kartoniert. ●

Mit Honig, Nuß und Mandelkern
Weihnachtsplätzchen
(**1287**-X) Von H. Jaacks, 64 S., 48 Farbf.,
Pappband. ●●

Backen ohne Zucker
(**1234**-9) Von H. Erkelenz, 80 S., 8 Farbtafeln,
kart. ●

Süße Verführungen **Desserts**
(**0885**-6) Von M. Bacher, 64 S., 75 Farbfotos,
Pappband. ●

Süße Geheimnisse eiskalt gelüftet
Eis und Sorbets
(**0870**-8) Von H. W. Liebheit, 48 S., 38 Farbfotos, Pappband. ●

Raffiniertes mit
Eis
Drinks/Desserts/Eissorten
(**1029**-X) Von F. Hoffmann, 64 S., 74 Farbfotos, Pappband. ●●

Haltbarmachen in der Öko-Küche
Gesunde Konservierungsmethoden für Obst,
Gemüse, Kräuter und Pilze. (**0923**-2) Von
M. Bustorf-Hirsch, 120 S., 92 Farbabbildun-
gen, kartoniert. ●●

Komm, koch und back mit mir
Kunterbuntes Kochvergnügen für Kinder.
(**4285**-X) Von S. und H. Theilig, illustriert von
B. v. Hayek, 112 S., 45 Farbabb., Pappband.
●●

Lieblingsgerichte für Kinder
Kerngesund und kunterbunt
(**4497**-6) Von G. Righi-Spanfellner, 112 S.,
27 Farbzeichnungen, Pappband. ●●●

Lirum, larum, Löffelstiel . . .
Kinder kochen mit Knuddel
(**1094**-X) Von U. Bültjer, 80 S., 27 zweifarbige
Zeichnungen, kartoniert. ●

Backe, backe Kuchen . . .
Kinder backen mit Knuddel
(**1301**-9) Von U. Bültjer, 64 S., 34 Farbf.,
60 Farbzeichn., kartoniert. ●

Mit Lust und Liebe
Garnieren und Verzieren
Dekoratives zu vielen Anlässen
(**4496**-8) Von M. Müller, E. Pratsch, H. Krieg,
160 S., ca. 100 Farbfotos, Pappband. ●●●●

Mit Lust und Liebe **Kalte Platten & Buffets**
Anrichten und Garnieren
(**4427**-5) Von P. Grotz, 176 S., 228 Farbfotos,
Pappband. ●●●●

Garnieren und Verzieren
(**4236**-1) Von R. Biller, 160 S., 329 Farbfotos,
57 Zeichnungen, Pappband. ●●●●

Köstlichkeiten für Gäste und Feste
Kalte Platten
(**4200**-0) Von I. Pfliegner, 160 S., 130 Farbfotos, Pappband. ●●●●

Wenn Gäste kommen . . .
Kalte Küche
(**1060**-5) Von A. Ilies, 64 S., 49 Farbfotos,
Pappband. ●●

Raffiniert und vielseitig
Toasts und Sandwiches
(**1109**-1) Von R. und T. Donhauser, 64 S.,
52 Farbfotos, Pappband. ●●

Sandwichtoasts
(**1331**-0) Von F. Faist, 64 S., ca. 50 Farbfotos,
kartoniert. ●

Quiches, Tartes
und andere pikante Kuchen
(**1407**-4) Hrsg. I. Teitge, 64 S., ca. 50 Farbfotos, kartoniert. ●

freundin
Snacks
(**4521**-2) Von V. Müller, 80 S., 87 Farbfotos,
Pappband.●●●

Raffiniert kombiniert, schön dekoriert
Käseplatten
(**1192**-X) Von S. Carlsson, 64 S., 57 Farbfotos,
Pappband. ●●

Festlich kochen und Backen
für Advent und Weihnachten
(**4443**-7) Von A. Guter, 96 S., 66 Farbfotos,
1 s/w-Foto, Pappband. ●●●

FALKEN
Festival der schön gedeckten Tische
(**4738**-X) Von A. F. Endress, ca. 202 S., ca. 80
Farbfotos, 4 Ausklapptafeln, Pappband.
●●●●

Der perfekt gedeckte Tisch
(**1028**-1) Von H. Tapper, 80 S., 161 Farbfotos,
13 Zeichnungen, kartoniert. ●●

Der schön gedeckte Tisch
Vom einfachen Gedeck bis zur Festtafel
stimmungsvoll und perfekt arrangiert.
(**4246**-1) Von H. Tapper, 112 S., 206 Farbfotos, 21 s/w-Abbildungen, Pappband. ●●●

Servietten falten
80 Ideen für schön gedeckte Tische
(**1042**-7) Von M. Müller, O. Mikolasek, 80 S.,
289 Farbfotos, 50 Zeichnungen, kart. ●●

**Phantasievolle Tischdekorationen selber
machen**
(**0984**-4) Von Y. Thalheim, H. Nadolny, 80 S.,
174 Farbfotos, Pappband. ●●

Servietten dekorativ falten
Geschmackvolle Anregungen aus Stoff und
Papier. (**0804**-X) Von H. Tapper, 32 S.,
134 Farbfotos, Pappband. ●

Weine und Säfte, Liköre und Sekt
selbstgemacht.
(**0702**-7) Von P. Arauner, 232 S., 76 Abb.,
kartoniert. ●●

Was Weinfreunde wissen wollen
Fragen und Antworten rund um den Wein
(**1224**-1) Von Dr. K. Röder, H.-G. Dörr,
ca. 224 S., kartoniert. ●

FALKEN Mixbuch
(**4733**-9) Hrsg. P. Bohrmann, 560 S.,
227 Farbfotos, Pappband. ●●●

Vitamindrinks
(1408-2) Von H. Reith, W. Hubert, 64 S., ca. 50 Farbfotos, kartoniert. ●

Köstlich, cremig, sahnig, frisch
Mixen mit Milch
(1151-2) Von S. Carlsson, 64 S., 45 Farbfotos, Pappband. ●

Cocktails und Drinks
(1292-6) Hrsg. S. Kieslich, 64 S., 70 Farbfotos, kartoniert. ●

Fruchtig, spritzig, eisgekühlt
Mixen ohne Alkohol
(0935-6) Von S. Späth, 64 S., 44 Farbfotos, Pappband. ●●

Longdrinks
(1345-0) Hrsg. E. Meyer zu Stieghorst, 64 S., ca. 50 Farbfotos, kartoniert. ●

Light Drinks
Mixen mit und ohne Alkohol
(1222-5) Von S. Edelberg, Heike Reith, 64 S., 48 Farbfotos, Pappband. ●●

Cocktails
(4267-1) Von W. R. Hoffmann, W. Hubert, U. Lottring, 160 S., 164 Farbfotos, 1 s/w-Foto, Pappband. ●●●

Cocktails und Mixereien
für häusliche Feste und Feiern. (0075-8) Von J. Walker, 96 S., 4 Farbtafeln, kart. ●

Schlank werden nach Dr. Hay **Trennkost**
Die bewährten Vollwert-Rezepte von Ursula Summ. (4298-1) Von U. Summ, 96 S., 54 Farbfotos, 1 Zeichnung, kart. ●●

Das große Buch der Trennkost
Neue Rezepte von Ursula Summ
(4498-4) Von U. Summ, 144 S., ca. 100 Farbfotos, Pappband. ●●●

Gesund leben nach Dr. Hay
Cholesterinarme Trennkost
Neue Vollwert-Rezepte von Ursula Summ
(4475-5) Von U. Summ, 96 S., 52 Farbfotos, kartoniert. ●●

Die neue Trennkost
(4685-5) Von U. Summ, 96 S., ca. 100 Farbfotos, kartoniert. ●●●

Schlank nach Maß
mit der Diät-Computerwaage
(1064-8) Von K. Alisch, 104 S., 8 Farbtafeln, kartoniert. ●

Gesundes Essen für Berufstätige
Die 4-Wochen-Vollwertkur (1065-6) Von M. Weber, ca. 80 S., 8 Farbtafeln, kart. ●

Garten und Tiere

FALKEN Gartenjahr
(4730-4) Von K. Greiner, A. Weber, P. Michaeli-Achmühle, 320 S., 380 Farbabbildungen, Pappband. ●●●●

Garten heute
Der moderne Ratgeber · Über 1000 Farbbilder. (4283-3) Von H. Jantra, 384 S., über 1000 Farbabb., Pappband. ●●●●

Helmut Jantras Gartenbuch
Obst · Gemüse · Blumen
(4522-0) Von H. Jantra, 200 S., 395 Farbfotos, 123 Farbzeichnungen, 25 Tabellen, Pappband. ●●

1000 ganz bewährte Garten-Tips
(4453-4) Von H. Jantra, 320 S., 288 zweifbg. und 62 s/w-Zeichn., Pappband. ●●●

Obst, Gemüse, Blumen, Gras
Gärtnern macht den Kindern Spaß
(4517-4) Von U. Krüger, 96 S., 85 Farbfotos, 180 Farbzeichnungen, Pappband. ●●

Rosen
(4692-8) Von H. Steinhauer, ca. 144 S., zahlr. Farbabb., Pappband. ●●●●●

Rosen
Auswahl · Pflege · Gestaltung
(1183-0) Von H. Jantra, 120 S., 200 Farbfotos, 20 Farbzeichnungen, 8 Bepflanzungspläne, kartoniert. ●●

Bunte Pracht der Stauden
Auswahl · Pflege · Gestaltung
(1376-0) Von H. Jantra, ca. 112 S., ca. 140 Farbabb., kartoniert. ●●●

Erfolgstips für den Obstgarten
Gesunde Früchte durch richtige Sortenwahl und Pflege
(0827-9) Von F. Mühl, 184 S., 16 Farbtafeln, 33 Zeichnungen, kartoniert. ●●

Erfolgstips für den Gemüsegarten
Mit naturgemäßem Anbau zu höherem Ertrag. (0674-8) Von F. Mühl, 80 S., 30 s/w-Fotos, 4 Zeichnungen, kartoniert. ●●

Obstgehölze sachgemäß schneiden
(1127-X) Von P. G. Wilhelm, 136 S., 8 s/w-Abb., 367 Zeichnungen, kart.●●

Kompost im Hausgarten
herstellen und anwenden
(1258-6) Von H. Abels, J. Jöstingmeier, ca. 30 zweifarbige Zeichnungen, kart. ●

Der naturgemäße Zier- und Wohngarten
Anlegen · Gestalten · Pflegen
(0748-5) Von I. Gabriel, 128 S., 72 Farbfotos, 46 Farbzeichnungen, kartoniert. ●●

Natürlich gärtnern unter Glas und Folie
Anbauen und ernten rund ums Jahr
(0722-1) Von I. Gabriel, 128 S., 62 Farbfotos, 45 Farbzeichnungen, kartoniert. ●●

Schneckenbekämpfung
giftfrei und naturgemäß
(1378-7) Von B. Meyer, Y. Thalheim, 64 S., 25 s/w-Zeichnungen, 8 Farbtafeln, kartoniert.●●

Dekorative Kübelpflanzen
Auswahl und Pflege
(1074-5) Von H. Jantra, 112 S., 180 Farbfotos, 35 Farbzeichnungen, kartoniert. ●●

Blütenpracht auf Balkon und Terrasse
(0928-3) Von M. Haberer, 88 S., 139 Farbfotos, kartoniert. ●●

Moderne Gartengestaltung
(1255-1) Von K. Greiner, A. Weber, 128 S., mit Rasterbogen und Planelementen zum Ausschneiden, ca. 120 Farbfotos, ca. 20 vierfarbige Pläne, kart. ●●●

Gestaltungsideen für
Schöne Gärten
(4482-8) Von H. Jantra, 168 S., 309 Farbfotos, 3 s/w-Fotos, Pappband. ●●●●●

Der pflegeleichte Hausgarten
(1170-9) Von H. Jantra, 112 S., vierfarbige Abb., kart. ●●

Schöne Kräutergärten
(1256-X) Von H. Jantra, 112 S., vierfarbige Abb., kart. ●●

Kleingärten
Planen · Anlegen · Pflegen
(1015-X) Von H. Jantra, 88 S., 123 Farbfotos, 1 s/w-Foto, 14 Farbzeichnungen, , kart. ●●

Reihenhausgärten
Planen · Anlegen · Pflegen
(1016-8) Von H. Jantra, 104 S., 134 Farbfotos, 45 Farbzeichnungen, kart. ●●

Kletterpflanzen
Mit Sonderteil Dachbegrünung
(4546-8) Von U. Mehl, K. Werk, 128 S., ca. 150 Farbfotos, farbige und s/w-Zeichnungen, Pappband. ●●●●●

Steingärten Wirkungsvoll gestalten und sachgerecht pflegen
(4452-6) Von A. Throll-Keller, 128 S., 203 Farbf., 56 Farbzeichn., Pappband. ●●●●

Gartenteiche, Tümpel und Weiher
naturnah anlegen und pflegen
(1073-7) Von Dr. F. Liedl, H. Goos, 80 S., 87 Farbfotos, 39 Zeichnungen, kart. ●●

Wasser im Garten
Von der Vogeltränke zum Naturteich · Natürliche Lebensräume selbst gestalten.
(4230-2) Von H. Hendel, P. Keßeler, 240 S., 315 Farbabb., 11 s/w-Fotos, Pappband. ●●●●●

Pflanzen und Tiere für den Gartenteich
(1171-7) Von W. Costa, 128 S., 169 Farbfotos, 40 Farbzeichnungen, 8 Bepflanzungspläne, kartoniert. ●●

Wintergärten
Das Erlebnis, mit der Natur zu wohnen. Planen, Bauen und Gestalten.
(4256-6) Von LOG ID, 136 S., 130 Farbfotos, 107 Zeichnungen, Pappband. ●●●

Rund ums Jahr erfolgreich gärtnern
Gewächshäuser
planen · bauen · einrichten · nutzen
(4408-9) Von Dr. G. Schoser, J. Wolff, 232 S., 368 Farbabb., 5 s/w-Fotos, Pappband. ●●●●●

Das moderne Handbuch **Zimmerpflanzen**
(4416-X) Von H. Jantra, 304 S., 766 Farbfotos, 64 Farb- und 19 s/w-Zeichnungen, Pappband. ●●●●

365 Erfolgstips für schöne Zimmerpflanzen
(0893-7) Von H. Jantra, 144 S., 215 Farbfotos, kartoniert. ●●

Dekorative Blattpflanzen
Auswahl und Pflege
(1128-8) Von H. Jantra, 128 S., 198 Farbfotos, 20 Farbzeichnungen, kartoniert. ●●

Prof. Stelzers grüne Sprechstunde
Gesunde Zimmerpflanzen
Krankheiten erkennen und behandeln. Mit neuem Diagnosesystem.
(4274-4) Von Prof. Dr. G. Stelzer, 192 S., 410 Farbfotos, 10 s/w-Zeichn., Pappband. ●●●●

Hydrokultur
Pflanzen ohne Erde – mühelos gepflegt.
(0944-5) Von H.-A. Rotter, 144 S., 167 Farbfotos, 13 Farbzeichnungen, kart. ●●

Gesunde Pflanzen in
Hydrokultur
(1257-8) Von H.-A. Rotter, 80 S., ca. 60 s/w-Zeichnungen, 8 Farbtafeln, kart. ●

Bonsai Japanische Miniaturbäume und Miniaturlandschaften. Anzucht, Gestaltung und Pflege.
(4091-1) Von B. Lesniewicz, 160 S., 106 Farbfotos, 46 s/w-Fotos, 115 Zeichnungen, gebunden. ●●●●●

Kakteen
Auswahl · Pflege · Vermehrung
(1429-5) Von G. Andersohn, ca. 120 S., zahlr. Farbabb., kartoniert. ●●●

Grzimek Juniors **BUNTE TIERWELT**
(4295-7) Von Chr. Grzimek, 208 S., 308 Farbfotos, Pappband. ●●●●

Hunde
Rassen · Ausbildung · Pflege · Zucht
(4118-7) Von H. Bielfeld, 192 S., 222 Farb- und 73 s/w-Abb., Pappband. ●●●●

Das neue Hundebuch
Rassen · Aufzucht · Pflege (0009-X) Von W. Busack, überarbeitet von Dr. med. vet. A. H. Hacker und H. Bielfeld, 112 S., 8 Farbtafeln, 27 s/w-Fotos, Pappband. ●●●

Alles über Dackel, Teckel und Dachshunde
(1079-6) Von M. Wein-Gysae, 80 S., 46 Farbfotos, 2 zweifarbige Zeichnungen, kart. ●●

Hundeausbildung
Verhalten · Gehorsam · Ausbildung
(0346-3) Von R. Menzel, 88 S., 26 Fotos, kartoniert. ●

Grundausbildung für Gebrauchshunde
Schäferhund, Boxer, Rottweiler, Dobermann,
Riesenschnauzer, Airedaleterrier, Hovawart
und Bouvier.
(**0801**-5) Von M. Schmidt und W. Koch. 104 S.,
8 Farbtafeln, 51 s/w-Fotos, 5 s/w-Zeich-
nungen, kartoniert. ●●

Der Hund in der Familie
(**1014**-1) Von J. Werner, 128 S., 106 Farbfotos,
kartoniert. ●●

Der Deutsche Schäferhund
(**1091**-5) Von U. Förster, 112 S., 47 Farbzeichnungen, 2 s/w-Fotos, kartoniert. ●●

Der Deutsche Schäferhund
Aufzucht · Pflege und Ausbildung
(**0073**-1) Von A. Hacker, 104 S., 56 Abbildungen, kartoniert. ●

Alles über junge Hunde
(**0863**-5) Von Dr. med. vet. E. M. Bartenschla-
ger, 64 S., 49 Farbfotos, 6 Zeichnungen,
kartoniert. ●●

Richtige Hundeernährung
(**0811**-2) Von Dr. med. vet. E. M. Bartenschla-
ger, 80 S., 51 Farbf., 4 Farbzeich, kart. ●●

Hundekrankheiten
(**1077**-X) Von Dr. med. vet. R. Spangenberg,
96 S., 44 Farb- und 1 s/w-Foto, 22 Farbzeichnungen, kartoniert. ●●

Von Ajax bis Zamperl
Die beliebtesten Hunde-Namen
(**1174**-1) Von H.-J. Schließke, ca. 80 S., kart. ●

Die Katze in der Familie
(**1076**-1) Von U. Birr, 128 S., zahlr. Farbabb.,
kartoniert. ●●

Katzen
Rassen · Verhalten · Pflege · Zucht
(**4158**-6) Von B. Gerber, 176 S., 294 Farb- und
88 s/w-Fotos, Pappband. ●●●●

Das neue Katzenbuch
Rassen · Aufzucht · Pflege.
(**0427**-3) Von B. Eilert- Overbeck, 120 S.,
14 Farbfotos, 26 s/w-Fotos, kartoniert. ●

Katzenkrankheiten
erkennen und behandeln
(**1078**-8) Von Dr. med. vet. R. Spangenberg,
104 S., 40 Farbfotos und 11 Farbzeichnungen,
kartoniert. ●●

Junge Katzen
(**0862**-7) Von Dr. med. vet. E. M. Bartenschla-
ger, 72 S., 40 Farbfotos, 4 Farbzeichnungen,
kartoniert. ●●

Pferde
(**4186**-1) Von H. Werner, 176 S., 196 Farb- und
50 s/w-Fotos, 100 Zeichnungen, Pappband.
●●●●

Reiten im Bild
(**0415**-X) Von H. Werner, 128 S., 142 Farbfotos, 107 Farbzeichnungen, kartoniert. ●●

Der Hobby-Imker
(**0978**-X) Von Dr. R. F. A. Moritz, 144 S., 106
zweifarbige Zeichnungen, kartoniert. ●●

Geflügelhaltung als Hobby
(**0749**-3) Von M. Baumeister, H. Meyer,
184 S., 8 Farbtafeln, 47 s/w-Fotos, 15 zweifarbige Zeichnungen, kartoniert. ●●●

Sittiche und kleine Papageien
(**0864**-3) Von Dr. med. vet. E. M. Bartenschla-
ger, 88 S., 84 Farbfotos, 9 Zeichnungen,
kartoniert. ●●

Alles über Großsittiche
(**1320**-5) Von H. Bielfeld, 88 S., 88 Farbfotos,
3 Farbzeichnungen, kart. ●●

Alles über Wellensittiche
(**1129**-6) Von H. Bielfeld, 64 S., 53 Farbfotos,
3 Zeichnungen, kartoniert. ●●

Alles über Kanarienvögel
(**0901**-1) Von H. Schnoor, 64 S., 58 Farbfotos
und Zeichnungen, kartoniert. ●●

Die Tiersprechstunde
Artgerechte Vogelfütterung im Winter
(**0908**-9) Von Dr. W. Keil, 64 S., 51 Farbfotos
und Zeichnungen, kartoniert. ●

Elternlose Jungvögel
Erste Hilfe · Aufzucht · Auswilderung
(**1319**-1) Von I. Polaschek, 80 S., 80 Farbfotos, 5 Farbzeichnungen, kart. ●●

Diskusfische
Arten · Haltung · Pflege
(**1432**-5) Von H. Hirsch, 60 S., ca. 50 Farbfotos, kartoniert. ●●

Süßwasser-Aquarium
(**4191**-8) Von H. J. Mayland, 288 S., 564 Farbfotos, 75 Zeichnungen, Pappband. ●●●●●

Die Tiersprechstunde
Gesunde Fische im Süßwasseraquarium
(**1013**-3) Von H. J. Mayland, 96 S., 73 Farbfotos, 10 Zeichnungen, kartoniert. ●●

Alles über Zwerg- und Goldhamster
(**1012**-5) Von M. Mettler, 96 S., 96 Farbfotos,
kartoniert. ●●

Alles über Chinchillas und Degus
(**1130**-X) Von M. Mettler, 96 S., 80 Farbfotos,
3 Zeichnungen, kartoniert. ●●

Alles über Meerschweinchen
(**0809**-0) Von Dr. med. vet. E. M. Bartenschla-
ger, 72 S., 43 Farbfotos, 11 Farbzeichnungen,
kartoniert. ●●

Alles über Zwergkaninchen
(**1075**-3) Von M. Mettler,. 64 S., 52 Farbfotos,
kartoniert. ●●

Alles über Rennmäuse
(**1318**-3) Von M. Mettler, 80 S., 74 Vignetten,
kart. ●●

Sport und Fitneß

Neue Lehrmethoden der Judo-Praxis
(**0424**-9) Von P. Herrmann, 223 S., 475 Abb.,
kartoniert. ●●

Judo perfekt 1
(**1249**-7) Von K. Fuchs, 128 S., kart. ●●

Fußwürfe
für Judo, Karate und Selbstverteidigung.
(**0439**-0) Von H. Nishioka, übers. von H. J.
Heese, 96 S., 260 Abb., kart. ●●

Karate 1
zur Selbstverteidigung
(**1312**-4) Von M. Nakayama, 96 S., 315
s/w-Fotos, 5 Zeich., kart. ●●

Karate 2
zur Selbstverteidigung
(**1362**-0) Von M. Nakayama, 96 S., 245
s/w-Fotos, kart. ●●

Nakayamas Karate perfekt 1
Einführung.
(**0487**-7) Von M. Nakayama, 136 S.,
605 s/w-Fotos, kart. ●●

Nakayamas Karate perfekt 2
Grundtechniken.
(**0512**-1) Von M. Nakayama, 136 S.,
354 s/w-Fotos, 53 Zeichnungen, kart. ●●

Nakayamas Karate perfekt 3
Kumite 1: Kampfübungen.
(**0538**-5) Von M. Nakayama, 128 S.,
424 s/w-Fotos, kart. ●●

Nakayamas Karate perfekt 4
Kumite 2: Kampfübungen.
(**0547**-4) Von M. Nakayama, 128 S.,
394 s/w-Fotos, kart. ●●

Nakayamas Karate perfekt 5
Kata 1: Heian, Tekki.
(**0571**-7) Von M. Nakayama, 144 S.,
1229 s/w-Fotos, kart. ●●

Nakayamas Karate perfekt 6
Kata 2: Bassai-Dai, Kanku-Dai.
(**0600**-4) Von M. Nakayama, 144 S.,
1300 s/w-Fotos, 107 Zeichnungen, kart. ●●

Nakayamas Karate perfekt 7
Kata 3: Jitte, Hangetsu, Empi.
(**0618**-7) Von M. Nakayama, 144 S.,
1988 s/w-Fotos, 105 Zeichnungen, kart. ●●

Nakayamas Karate perfekt 8
Gankaku, Jion.
(**0650**-0) Von M. Nakayama, 144 S.,
1174 s/w-Fotos, 99 Zeichnungen, kart. ●●

Karate
(**2308**-1) Von A. Pflüger, 96 S., 134 Farbfotos,
4 s/w-Zeichnungen, kart. ●●

Bo-Karate
Habo-Jitsu – die Techniken des Stock-
kampfes.
(**0447**-8) Von G. Stiebler, 176 S., 424 s/w-
Fotos, 38 Zeichnungen, kart. ●●

Karate 1
Einführung · Grundtechniken.
(**0227**-0) Von A. Pflüger, 144 S., 195 s/w-
Fotos, 120 Zeichnungen, kart. ●

Karate 2
Kombinationstechniken · Katas.
(**0239**-4) Von A. Pflüger, 176 S., 452 s/w-
Fotos und Zeichnungen, kart. ●

Karate Kata 1
Heian 1–5, Tekki 1, Bassai-Dai.
(**0683**-7) Von W.-D. Wichmann, 164 S.,
703 s/w-Fotos, kart. ●●

Karate Kata 2
Jion, Empi, Kanku-Dai, Hangetsu.
(**0723**-X) Von W.-D. Wichmann, 140 S.,
661 s/w-Fotos, 4 Zeichnungen, kart. ●●

Karate Kata 3
Bassai Sho, Kanku Sho, Nijushiho, Sochin.
(**1120**-2) Von W.-D. Wichmann, 144 S.,
598 s/w-Fotos, 4 Grafiken, kart. ●●

Dragon – der Drache
Die Bruce-Lee-Story
(**1415**-5) Von L. Lee, ca. 192 S., zahlr.
s/w-Abb., kartoniert. ●●●

Bruce Lees Kampfstil 1
Grundtechniken
(**0473**-7) Von B. Lee, M. Uyehara, 109 S.,
220 Abb., kart. ●

Bruce Lees Kampfstil 2
Selbstverteidigungs-Techniken
(**0486**-9) Von B. Lee, M. Uyehara, 128 S.,
310 Abb., kart. ●

Bruce Lees Kampfstil 3
Trainingslehre
(**0503**-2) Von B. Lee, M. Uyehara, 112 S.,
246 Abb., kart. ●

Bruce Lees Kampfstil 4
Kampftechniken
(**0532**-7) Von B. Lee, M. Uyehara, 104 S.,
211 Abb., kart. ●

Bruce Lee Kung-Fu
zur Selbstverteidigung
(**1399**-X) Von B. Lee, 104 S., 120 s/w-Abb.,
kartoniert. ●●

Shaolin Kung-Fu 1
Grundlagen chinesischer Kampfkunst
(**1363**-9) Von C. D. Yao, R. Fassi, 124 S., 207
s/w-Fotos, 30 s/w-Zeichnungen, kartoniert.
●●●

Shaolin Kung-Fu 2
Kampftechniken für Angriff und Abwehr
(**1416**-3) Von C. D. Yao, R. Fassi, ca. 144 S.,
ca. 600 s/w-Abb., kartoniert. ●●

Kung-Fu 1
Legende · Philosophie · Grundtechniken
(**0891**-0) Von Chr. Yim, 152 S., 401 s/w-Fotos,
2 s/w-Zeichnungen, kart. ●●

Kung-Fu und Thai-Chi
Grundlagen und Bewegungsabläufe
(**0367**-6) Von B. Tegner, 182 S., 370 s/w-
Fotos, kart. ●●

Kung Fu
Theorie und Praxis klassischer und moderner Stile
(**0376**-5) Von M. Pabst, 160 S., 330 Abbildungen, kartoniert. ●●

Bruce Lees Jeet Kune Do
(**0440**-0) Von B. Lee, 192 S., mit 105 eigenhändigen Zeichnungen von B. Lee, kartoniert. ●●

Shaolin-Kempo – Kung-Fu
Chinesisches Karate im Drachenstil.
(**0395**-1) Von R. Czerni, K. Konrad, 246 S., 723 Abb., kart. ●●

Kickboxen
Fitneßtraining und Wettkampfsport.
(**0795**-7) Von G. Lemmens, 96 S., 208 s/w-Fotos, 23 Zeichnungen, kart. ●●

Ninja 1
Die Lehre der Schattenkämpfer.
(**0758**-2) Von S. K. Hayes, übers. von J. Schmit, 144 S., 137 s/w-Fotos, kartoniert. ●●

Ninja 2
Die Wege zum Shoshin.
(**0763**-9) Von S. K. Hayes, übers. von J. Schmit, 160 S., 309 s/w-Fotos, 2 Zeichnungen, kartoniert. ●●

Ninja 3
Der Pfad des Togakure-Kämpfers.
(**0764**-7) Von S. K. Hayes, übers. von J. Schmit, 144 S., 197 s/w-Fotos, 2 Zeichnungen, kartoniert. ●●

Ninja 4
Das Vermächtnis der Schattenkämpfer.
(**0807**-4) Von S. K. Hayes, übers. von J. Schmit, 196 S., 466 s/w-Fotos, kart. ●●

Taekwondo perfekt 1
Die Formenschule bis zum Blaugurt.
(**0890**-2) Von K. Gil, Kim Chul-Hwan, 176 S., 439 s/w-Fotos, 107 Zeichnungen, kart. ●●

Taekwondo perfekt 2
Die Formenschule vom Blau- bis zum Schwarzgurt.
(**0976**-3) Von K. Gil, K. Chul-Hwan, 192 S., 461 s/w-Fotos, 112 Zeichnungen, kart. ●●

Taekwondo perfekt 3
(**1068**-0) Von K. Gil, K. Chul-Hwan, 200 S., 429 s/w-Fotos, kartoniert. ●●●

Taekwondo perfekt 4
(**1250**-0) Von K. Gil, 160 S., zahlreiche s/w-Fotos und Schrittdiagramme, 17 Übungstafeln zum Herausnehmen, kart. ●●●

Ju-Jutsu 1
Grundtechniken · Moderne Selbstverteidigung.
(**0276**-9) Von W. Heim, F. J. Gresch, 164 S., 450 s/w-Fotos, 8 Zeichn., kartoniert. ●

Ju-Jutsu 2
für Fortgeschrittene und Meister.
(**0378**-1) Von W. Heim, F. J. Gresch, 160 S., 798 s/w-Fotos, kartoniert. ●●

Ju-Jutsu 3
Spezial-, Gegen- und Weiterführungs-Techniken · Stockkampfkunst.
(**0485**-0) Von W. Heim, F. J. Gresch, 200 S., über 600 s/w-Fotos, kartoniert. ●●

Aikido
Lehren und Techniken des harmonischen Weges.
(**0537**-7) Von R. Brand, 280 S., 697 Abb., kartoniert. ●●

Hap Ki Do
Koreanische Selbstverteidigung nach dem Lehrsystem des Großmeisters.
(**0379**-X) Von Kim Sou Bong, 112 S., 152 Abb., kartoniert. ●●

Dynamische Tritte
Grundlagen für den Zweikampf.
(**0438**-9) Von C. Lee, 96 S., 398 s/w-Fotos, 10 Zeichnungen, kart. ●●

Super-Tritte
(**1248**-9) Von W. Wallace, 136 S., kart. ●●

Selbstverteidigung
Abwehrtechniken für Sie und Ihn.
(**0853**-8) Von E. Deser, 96 S., 259 s/w-Fotos, kartoniert. ●●

Die Faszination athletischer Körper
Bodybuilding
mit Weltmeister Ralf Möller.
(**4281**-7) Von R. Möller, 128 S., 169 Farbfotos, 14 s/w-Fotos, 1 Farbzeichnung, Pappband. ●●●●

Ladyfitneß
Das neue Körperbewußtsein der Frau
Bodyshaping · Körperpflege · Ernährung · Entspannung
(**4433**-X) Von Prof. Dr. S. Starischka, B. Grabis, D. von Cramm, G. W. Kienitz, 128 S., 227 Farbfotos, Pappband. ●●●●

Bodybuilding für Frauen
Wege zu Ihrer Idealfigur
(**0661**-6) Von H. Schulz, 112 S., 84 s/w-Fotos, 4 Zeichnungen, kart. ●

Bodybuilding
Anleitung zum Muskel- und Konditionstraining für sie und ihn
(**0604**-7) Von R. Smolana, 160 S., 171 s/w-Fotos, kartoniert. ●

Bodybuilding
(**2314**-6) Von L. Spitz, 112 S., 203 Farbabbildungen, 10 Tabellen. ●●

Leistungsfähiger durch Krafttraining
Eine Anleitung für Fitness-Sportler, Trainer und Athleten.
(**0617**-9) Von W. Kieser, 96 S., 20 s/w-Fotos, 62 Zeichnungen, kart. ●

Krafttraining
Wirbelsäulengerechte Übungen an und mit Geräten
(**1309**-4) Von A. Balk, 48 S., 8 Bildtafeln, Spiralbindung. ●●●

Muskeltraining mit Hanteln
Leistungssteigerung für Sport und Fitneß
(**0676**-4) Von H. Schulz, 104 S., 92 s/w-Fotos, 2 Zeichnungen, kartoniert. ●

Ausdauertraining
Einführung und Grundtechniken
(**1396**-5) Von G. Eyting, 32 S., 41 Farbfotos, 21 Farbzeichn., kartoniert. ●●●

Hanteltraining zu Hause
(**0800**-7) Von W. Kieser, 80 S., 71 s/w-Fotos, 4 Zeichnungen, kartoniert. ●

Fit und gesund
Fitneßtraining und Bodybuilding zu Hause.
Trainingsprogramme für Ihr Wohlbefinden.
(**0782**-5) Von Prof. Dr. S. Starischka, 80 S., 100 Farbfotos, 3 Zeichnungen, kart. ●●

Optimale Ernährung
für Krafttraining und Bodybuilding.
(**0912**-7) Von B. Dahmen, 88 S., 8 Farbtafeln, 8 Zeichnungen, kartoniert. ●●

Erfolgstraining
Mentale und körperliche Vorbereitung sportlicher Höchstleistungen
(**1162**-8) Von M. Regner, 128 S., 65 s/w-Fotos und Zeichnungen, kartoniert. ●●●

Aufwärmen
Übungen und Programme für Sport und Spiel
(**1311**-6) Von Dr. H. Wolff, 40 S., 8 Bildtafeln, Spiralbindung. ●

Fitneßtraining
Empfohlen vom Deutschen Sportbund
(**1245**-4) Von Marianne Schreiber, 32 S., Spiralbindung mit Ausklapptafeln. ●●

Wirbelsäulengymnastik
Empfohlen vom Deutschen Sportbund
(**1246**-2) Von L. Keller, 40 S., Spiralbindung mit Ausklapptafeln. ●●

Stretching
Empfohlen vom Deutschen Sportbund
(**1247**-0) Von A. Balk, 40 S., Spiralbindung mit Ausklapptafeln. ●●

Gesund und fit durch **Konditionstraining und Wirbelsäulengymnastik**
(**0844**-9) Von R. Milser und K. Grafe, 104 S., 99 Farbfotos, 12 Farbzeichnungen, 5 s/w-Zeichnungen, kart. ●●

Isometrisches Training
Übungen für Muskelkraft und Entspannung
(**0529**-6) Von L. M. Kirsch, 104 S., 150 s/w-Fotos, kartoniert. ●●

Stretching
Mit Dehnungsgymnastik zu Entspannung, Geschmeidigkeit und Wohlbefinden.
(**0717**-5) Von H. Schulz, 80 S., 90 s/w-Fotos, kartoniert. ●

Stretching
(**2304**-9) Von B. Kurz, 96 S., 255 Farbfotos, kartoniert. ●

Gesund und fit durch Gymnastik
(**0366**-8) Von H. Pilss-Samek, 88 S., 130 Abb., kartoniert. ●

Funktionelles Körpertraining
Grundlagen und Bewegungsprogramme
(**1367**-1) Von A. Balk, 40 S., 100 Farbfotos, kartoniert. ●●

Spielerisch zur Kondition
Über 100 Trainingsspiele zur Verbesserung von Ausdauer, Schnelligkeit, Kraft und Beweglichkeit
(**1214**-4) Von U. Stumpp, 120 S., 30 Grafiken, kartoniert. ●●●

AOK-Videothek
Top-Form Gymnastik
Ein Bewegungsprogramm für pfundige Leute
(**6144**-7) VHS, ca. 30 Min., in Farbe.●●●●*

Fit und frisch
Gymnastik für die ganze Familie
(**6501**-9) Von G. Sieber, 104 S., 306 Farbfotos, 5 Farbzeichnungen, kart., mit Audiokassette, Laufzeit 30 Min. ●●●

Sportjahr 93
Rekorde · Siege · Schicksale · Ergebnisse
Mit Sonderteil Leichtathletik-WM (**4690**-1)
Ca. 176 S., zahlr. Farbabb., Pappband. ●●●

Freeclimbing
Technik und Training
(**1251**-9) Von T. Strobl, 144 S., durchgehend vierfarbig, kart. ●●●

Skateboard
Material · Technik · Fahrpraxis
(**1104**-0) Von F. Böhm, M. Rieger, 96 S., 321 Farbabbildungen, kart. ●●●

Fechten
Florett · Degen · Säbel.
(**0449**-4) Von E. Beck, 88 S., 185 Fotos, 10 Zeichnungen, kartoniert. ●●

SportRegeln Volleyball
(**1368**-X) 88 S., 5 Farbtafeln, 19 s/w-Fotos, kartoniert. ●●

Fußball
(**2309**-X) Von H. Obermann, P. Walz, 112 S., 47 Farbfotos, 18 Farb- und 25 s/w-Zeichnungen, kart. ●●

Sepp Maier
Super-Torwart-Training
(**4451**-6) Von S. Maier, 168 S., 30 Farb- und 34 s/w-Fotos, 236 zweifarbige Zeichnungen, Pappband. ●●●

SportRegeln
American Football
(**1165**-2) 136 S., 18 s/w-Fotos, kartoniert.●

Handball
Technik · Taktik · Regeln.
(**0426**-5) Von F. und P. Hattig, 128 S., 91 s/w-Fotos, 121 Zeichnungen, kart. ●●

Handball
Grundlagen für Training und Spiel
(**2321**-9) Von H.-P. Oppermann, 120 S.,
39 Farbtafeln, 12 s/w-Fotos, 108 Farbzeichnungen, kartoniert. ●●

SportRegeln Handball
Die offiziellen Regeln
Wissenswertes von A bis Z
(**1099**-6) 88 S., 32 s/w-Fotos, 14 Zeichnungen, kartoniert. ●

SportRegeln Rugby
Die offiziellen Regeln
Wissenswertes von A bis Z
(**1216**-0) 96 S., zahlr. zweifbg. Abb., kart. ●

Tennis
Technik · Taktik · Regeln.
(**0375**-7) Von W. u. S. Taferner, 112 S., 81 Abb.,
kartoniert. ●

SportRegeln Tennis
Die offiziellen Regeln
Wissenswertes von A bis Z
(**1097**-4) 88 S., 24 s/w-Fotos, 6 Zeichnungen,
kartoniert. ●

Tischtennis-Technik
Der individuelle Weg zu erfolgreichem Spiel.
(**0775**-2) Von M. Perger, 144 S., 296 Abb.,
kartoniert. ●●

SportRegeln Tischtennis
Die offiziellen Regeln
Wissenswertes von A bis Z (**1252**-7) 96 S.,
zahlreiche zweifarbige Abb., kart. ●

Badminton
Technik · Taktik · Training.
(**0699**-3) Von K. Fuchs, L. Sologub, 168 S.,
51 Abbildungen, kartoniert. ●●

SportRegeln Badminton
(**1101**-6) 84 S., kartoniert. ●

Squash
(**2311**-1) Von P. Langhammer, R. Michna, 96 S.,
86 Farbfotos, 13 Farbzeichn., kart. ●●

Squash
Ausrüstung · Technik · Regeln
(**0539**-3) Von D. von Horn, H.-D. Stünitz,
96 S., 55 s/w-Fotos, 25 Zeichnungen, kart. ●

SportRegeln Squash
Die offiziellen Regeln
Wissenswertes von A bis Z
(**1100**-8) 64 S., 11 s/w-Fotos, 23 Zeichnungen,
kartoniert. ●

Golf
Neue Wege zum erfolgreichen Spiel
(**4509**-3) Von O. Heuler, ca. 144 S., zahlr.
Farbabb., Pappband. ●●●●

SportRegeln Golf
(**1315**-9) 96 S., 19 s/w-Fotos, kartoniert. ●

Golf
Ausrüstung und Technik.
(**0343**-9) Von J. C. Jessop, 96 S., 57 Abb.,
Anhang Golfregeln des DGV, kart. ●

Eishockey
Lauf- und Stocktechnik, Körperspiel, Taktik,
Ausrüstung und Regeln.
(**0414**-1) Von J. Capla, 264 S., 548 s/w-Fotos,
163 Zeichnungen, kart. ●●●

SportRegeln Eishockey
(**1098**-2) 116 S., kartoniert. ●

Billard
Grundstöße · Viertelbillard und Freie Partie
(**1313**-2) Von Dr. H. Stingel, 112 S., 196
Zeichn., kart., ●●●

Grundlagen für Training und Spiel
Pool-Billard
(**2318**-9) Von B. Pejcic, R. Meyer, 96 S., durchgehend vierfarbig. ●●

Pool-Billard
(**0484**-2) Herausgegeben vom Deutschen
Pool-Billard-Bund. Von M.Bach, K.-W. Kühn,
104 S., 64 Abb., kart. ●

FALKEN Video
Reiten
Von der ersten Stunde bis zum Ausritt
(**6097**-1) VHS, ca. 60 Min., in Farbe, mit
Begleitheft. ●●●●*

Reiten
(**2322**-7) Von T. Eckholt, 128 S., durchgehend
vierfarbig, kart. ●●

Tanzstunde
Das Welttanzprogramm leicht gelernt
(**4409**-2) Von G. Hädrich, 164 S., 489 s/w-
Fotos, 63 Zeichnungen, Pappband. ●●●

Wir lernen Tanzen
(**0200**-9) Von E. Fern, 152 S., 119 s/w-Fotos,
47 Zeichnungen, kartoniert. ●●

Anmutig und fit durch
Bauchtanz
(**0911**-9) Von Marta, 120 S., 229 Farbfotos,
6 s/w-Zeichnungen, kartoniert. ●●●

Sporttauchen
Theorie und Praxis des Gerätetauchens
(**0647**-0) Von S. Müßig, 144 S., 8 Farbtafeln,
35 s/w-Fotos, 89 Zeichnungen, kart. ●●

Fit mit Sporttauchen
(**2320**-0) Von Dr. F. Naglschmid, 112 S.,
71 Farbfotos, 21 Zeichnungen, kart. ●●

Angelfischerei von Aal bis Zander
Fische · Geräte · Technik.
(**0324**-2) Von H. Oppel, 72 S., 16 Farbtafeln,
49 s/w-Abb., kartoniert. ●●

Angeln
Kleine Fibel für den Sportfischer.
(**0198**-3) Von E. Bondick, 80 S., 4 Farbtafeln,
116 Abbildungen, kartoniert. ●

Fit mit Surfen
(**2317**-3) Von H. Mönster, K.-H. Eden, B. Bohr,
104 S., 110 Farbfotos, 23 s/w-Zeichnungen,
kartoniert. ●●

Skifitneß
Konditionstraining und Skigymnastik für
Piste und Loipe
(**1418**-X) Von G. Stangassinger, ca. 40 S.,
ca. 8 Bildtafeln, kartoniert. ●●●

Snowboarding
Ausrüstung · Fahrtechnik · Wettkämpfe
Videokassette (**6139**-0) VHS, ca. 45 Min.,
in Farbe. ●●●●*

Fibel für Kegelfreunde
Sport- und Freizeitkegeln · Bowling
(**0191**-6) Von G. Bocsai, 72 S., 62 Abb., kart. ●

111 spannende Kegelspiele
(**2031**-7) Von H. Regulski, 80 S., 53 Zeichnungen, kartoniert. ●

Beliebte und neue
Kegelspiele
(**0271**-8) Von H. Regulski, 92 S., 62 Abbildungen, kartoniert. ●

Mensch und Gesundheit

Der moderne Ratgeber
Wir werden Eltern
Schwangerschaft · Geburt · Erziehung des
Kleinkindes.
(**4269**-8) Von B. Nees-Delaval, 376 S., 335
2-farbige Abb., Pappband. ●●●●

Ich freue mich auf mein Baby
Ratgeber und Tagebuch für die Schwangerschaft
(**4711**-8) Von E. Portz-Schmitt, 184 S., 18 Farbfotos, 72 Farbzeichn., Pappband. ●●●●

Ich bekomme ein Baby
Wegweiser für Schwangerschaft und Geburt
(**1254**-3) Von B. Nees-Delaval, 144 S.,
durchgehend zweifarbig, kart. ●●

Wenn der Mensch zum Vater wird
Ein heiter-besinnlicher Ratgeber
(**4259**-0) Von D. Zimmer, 160 S., 20 Zeichnungen, Pappband. ●●●

AOK Bibliothek
**Schwangerschaftsgymnastik und
Geburtsvorbereitung**
(**1423**-6) Von L. Keller, ca. 112 S., zahlr. Farbabb., kartoniert. ●●●

Vorbereitung auf die Geburt und
Schwangerschaftsgymnastik
Atmung, Rückbildungsgymnastik.
(**0251**-3) Von S. Buchholz, 112 S.,
98 s/w-Fotos, kartoniert. ●

Die Kunst des Stillens
nach neuesten Erkenntnissen (**0701**-9) Von
Prof. Dr. med. E. Schmidt, S. Brunn, 112 S.,
20 Fotos und Zeichnungen, kart. ●

Das Babybuch
Pflege · Ernährung · Entwicklung
(**0531**-8) Von A. Burkert, 96 S., 76 zweifbg.
Zeichnungen, 22 s/w-Zeichnungen, kart. ●●

Babyfitneß
Massage, Spiele, Gymnastik und Schwimmen
für Kinder im 1. Lebensjahr
(**1034**-6) Von G. Zeiß, 112 S., 179 zweifarbige
Illustrationen, , kartoniert. ●●

Wenn Kinder krank werden
Medizinischer Ratgeber für Eltern
(**4240**-X) Von B. Nees-Delaval, 232 S., 163
Zeichnungen, Pappband. ●●●

Keinen Mann um jeden Preis
Das neue Selbstverständnis der Frau in der
Partnerbeziehung
(**4440**-2) Von Shere Hite, Kate Colleran,
208 S., Pappband. ●●●

Total verknallt … und keine Ahnung?
Alles über Liebe, Sex und Zärtlichkeit
(**1024**-9) Von H. Bruckner, R. Rathgeber,
104 S., 38 Abbildungen, kartoniert. ●●

Streicheleinheiten für Körper und Seele
Partnermassage
(**4444**-5) Von Chr. Unseld-Baumanns, 136 S.,
145 Farbfotos, Pappband. ●●●●

freundin Ratgeber
Glück braucht Mut
Die Psycho-Logik des Jens Corssen
(**1176**-8) Von J. Corssen, B. Schmidt, 160 S.,
kartoniert. ●●

Angst und Panik
Ursachen · Symptome · Therapie
(**1422**-8) Von Prof. Dr. H.-F. Lückert, ca. 160 S.,
zahlr. Abb., kartoniert. ●●●

Wörterbuch der Medizin
(**4535**-2) 400 S., 229 Farbf., Pappband.
●●●●

Bildatlas des menschlichen Körpers
(**4177**-2) Von G. Pogliani, V. Vannini, 112 S.,
402 Farbabb., 28 s/w-Fotos, Pappband. ●●●●

Nahrungsmittelallergien
So ernähren Sie sich richtig!
(**0913**-5) Von Priv.-Doz. Dr. med. Dr. med.
habil. J. von Mayenburg, Prof. Dr. med. Dr.
phil. S. Borelli, E. Polster, 136 S., kart. ●

Neurodermitis
Ursachen · Ganzheitliche Behandlung · Selbsthilfe
(**1218**-7) Von Prof. Dr. med. Dr. phil. S. Borelli,
144 S., kartoniert. ●●

Bluthochdruck
Risikofaktoren · Vorbeugung · Behandlung
(**1125**-3) Von Prof. Dr. med. D. Klaus,
R. Unsorg, G. Leibold, 152 S., 25 Farbfotos,
22 Farbzeichnungen, kartoniert. ●●●

Arteriosklerose
Risikofaktoren/Vorbeugung/Therapie
Richtige Ernährung bei erhöhtem Cholesterinspiegel.
(**1020**-6) Von Prof. Dr. med. G. Assmann, Dr. troph. U. Wahrburg, 192 S., 84 farb. Abb., 4 s/w-Zeichnungen, kartoniert. ●●●

Asthma
Pseudokrupp, Bronchitis und Lungenemphysem
Krankheitsbilder · Diagnose · Therapie
(**1126**-1) Von Prof. Dr. med. W. Schmidt, S. Ertelt, 152 Seiten, 110 zweifarbige Zeichnungen, kartoniert. ●●●

Risiko Herzinfarkt
Empfohlen von der Deutschen Herzstiftung
(**1217**-9) Von C. Halhuber, M. J. Halhuber, 152 S., 38 Farb- und 8 s/w-Zeichnungen, kartoniert. ●●●

So arbeitet das Immunsystem
Funktionsweise · Störungen · Natürliche Stärkung
(**1253**-5) Von V. Friebel, J. Ledvina, A. Roßmeier, 168 S., 18 Farbtafeln, 38 zweifbg. Zeichnungen, kartoniert. ●●●

Diabetes
Krankheitsbild, Therapie, Kontrollen, Schwangerschaft, Sport, Urlaub, Alltagsprobleme. Neueste Erkenntnisse der Diabetesforschung. (**0895**-3) Von Dr. med. H. J. Krönke, 120 S., 4 Farbtafeln, 14 s/w-Fotos, 13 s/w-Zeichnungen, kartoniert. ●

Naturkosmetik
Die Grundlagen gesunder und natürlicher Hautpflege.
(**1080**-X) Von N. E. Haas, 120 S., 63 Farbabb., kartoniert. ●●

Die sanfte Art des Heilens
Homöopathie
Praktische Anwendung und Arzneimittellehre
(**4418**-X) Von J. H. P. Kreuter, 216 S., 49 Zeichnungen, Pappband. ●●●

Aromatherapie
Gesundheit und Entspannung durch ätherische Öle.
(**1131**-9) Von K. Schutt, 96 S., 40 zweifarbige Abbildungen, kartoniert. ●●

Heilatmen
Ein Weg zu Lebenskraft und innerer Harmonie
(**1047**-8) Von K. Schutt, 112 S., 57 zweifarbige Abb., kartoniert. ●●

Bewährte Naturheilverfahren bei
Herz-Kreislauf-Erkrankungen
(**1084**-2) Von Dr. med. O. Wolff, G. Leibold, 104 S., kartoniert. ●

Risiko Herzinfarkt
(**1217**-9) Von Dr. C. Halhuber, Prof. M. J. Halhuber, 160 S., durchgehend zweifarbig, kart. ●●●

Krebsangst und Krebs behandeln
Mit einem Vorwort von Prof. Dr. med. Friedrich Douwes.
(**0839**-1) Von G. Leibold, 104 S., kartoniert. ●

Bewährte Naturheilverfahren bei
Krebs
(**1082**-6) Hrsg. H.-R. Heiligtag, 88 S., kartoniert. ●

Heilen mit Blütenenergien
nach Dr. Bach
(**1141**-5) Von J. Wenzel, ca. 96 S., kartoniert. ●

Bewährte Naturheilverfahren bei
Migräne und Schlafstörungen
(**1081**-8) Von G. Leibold, Dr. med. H. Chr. Scheiner, 112 S., kartoniert. ●

Gesunder Schlaf
Schlafstörungen ohne Medikamente erfolgreich behandeln.
(**1036**-2) Von D. H. Alke, 88 S., 22 s/w-Abb., mit Audiokassette, kartoniert. ●●●

Natürliche Behandlungsmethoden bei
Rückenschmerzen
Massage · Gymnastik · Entspannung
(**4447**-X) Von Prof. Dr. med. H. Hess, K. Eder, H.-J. Montag, K. Schutt, 152 S., 168 Farbabbildungen, Pappband. ●●●

TELE-Rückenschule
Wohlbefinden durch bewußte Körpererfahrung
(**1310**-8) Von K. Haak, 64 S., 19 Farb-, 24 s/w-Fotos, 24 Zeichn., 2 Ausklapptafeln, mit Audiokassette, kart. ●●●●

TELE-Rückenschule
Wohlbefinden durch bewußte Körpererfahrung
Videokassette (**6108**-0) VHS, ca. 60 Min., in Farbe, mit Broschüre. ●●●●*

Rheuma behandeln und lindern
Mit einem Vorwort von Dr. med. Max-Otto Bruker.
(**0836**-8) Von G. Leibold, 96 S., kartoniert. ●

Besser sehen durch Augentraining
Ein Gesundheitsprogramm zur Verbesserung des Sehvermögens.
(**0914**-3) Von K. Schutt, B. Rumpler, 96 S., 32 s/w-Zeichnungen, kartoniert. ●●

So arbeitet das
Immunsystem
(**1253**-5) Von V. Friebel, I. Ledvina, A. Roßmeier, 192 S., durchgehend zweifarbig, kartoniert. ●●●

Allergien behandeln und lindern
Mit einem Vorwort von Prof. Dr. med. Axel Stemmann.
(**0840**-6) Von G. Leibold, 96 S., 4 Zeichnungen, kartoniert. ●

Enzyme
Vitalstoffe für die Gesundheit
(**0677**-2) Von G. Leibold, 96 S., kartoniert. ●

Besser leben durch Fasten
(**0841**-4) Von G. Leibold, 96 S., kartoniert. ●

Die echte Schroth-Kur
(**0797**-3) Von Dr. med. R. Schroth, 88 S., 2 s/w-Fotos, kartoniert. ●

Massagetechniken und Heilanzeigen
Reflexzonentherapie
(**4404**-6) Von G. Leibold, 128 S., 53 Farbzeichnungen, Pappband. ●●●

Akupressur zur Eigenbehandlung
(**0417**-6) Von G. Leibold, 112 S., 78 Abb., kartoniert. ●

Shiatsu-Massage
Harmonisierung der Energieströme im Körper
(**0615**-2) Von G. Leibold, 196 S., 180 Abb., kartoniert. ●●●

Fußsohlenmassage
Heilanzeigen · Technik · Selbsthilfe
(**0714**-0) Von G. Leibold, 96 S., 38 Zeichnungen, kartoniert. ●

Entspannung und Schmerzlinderung durch
Massage
(**0750**-7) Von B. Rumpler, K. Schutt, 112 S., 116 zweifarbige Zeichnungen, kart. ●

Gesundheit und Entspannung durch
Massage
(**1317**-5) Von K. Schutt, 168 S., 126 Farbf., 61 Farbzeichn., kart. ●●●

Entspannung
(**0834**-1) Von Dr. Med. Chr. Schenk, 88 S., 29 Zeichnungen, kart. ●

Autogenes Training
Ein Programm zur Streßbewältigung
(**1278**-0) Von Dr. P. Kruse, B. Pavlekovic, K. Haak, 112 S., durchgehend zweifarbig, kart. ●●●

Erfolg und Lebensfreude durch
Autogenes Training und Psychokybernetik
(**1035**-4) Von D. H. Alke, 80 S., 2 s/w-Zeichnungen, mit Audiokassette, kartoniert. ●●●

Chinesisches Schattenboxen
Tai-Ji-Quan
für geistige und körperliche Harmonie
(**0850**-3) Von F.T. Lie, 120 S., 221 s/w-Fotos, 9 s/w-Zeichnungen, Beilage: 1 s/w-Poster mit zahlreichen Abbildungen, kart. ●●

Yoga für jeden
(**1277**-2) Von K. Zebroff, 144 S., Spiralbindung, durchgehend vierfarbig, kart. ●●●

Yoga
Weg zur Harmonie
(**4417**-8) Von A. Harf, W. von Rohr, 176 S., 171 Farbfotos, 12 s/w-Zeichnungen, Pappband. ●●●●

Yoga gegen Haltungsschäden und Rückenschmerzen
(**0394**-3) Von A. Raab, 104 S., 215 Abb., kartoniert. ●

AOK-Bibliothek
Radwandern
für die Gesundheit
(**1369**-8) Von S. Kälberer, J.–U. Knoll, 128 S., 126 Farbfotos, kartoniert. ●●

AOK-Bilbliothek
Osteoporose
Vorbeugen · Diagnose · Behandlung
(**1371**-X) Von A. Baumgarten, 96 S., 74 Farbfotos, 17 Farbzeichn., kartoniert. ●●●

AOK-Bibliothek
Erkältungskrankheiten
Vorbeugung und Behandlung
(**1372**-8) Von G. Leibold, 112 S., 74 Farbfotos, 7 Farbzeichn., kartoniert. ●●●

AOK-Bibliothek
Krankenpflege zu Hause
Anleitungen, Tips und Informationen
(**1373**-6) Von S. Hof, 104 S., 68 Farbfotos, 32 Farbzeichn., kartoniert. ●●●

PfundsKur Kochbuch
(**4726**-6) Von F. Metzler, 112 S., 81 Farbf., Pappband. ●●●

Fit ohne Fett
Die neue PfundsKur
(**1370**-1) Von Prof. Dr. V. Pudel, 128 S., kartoniert. ●

Die aktuelle
Ballaststofftabelle
(**1288**-8) Von Dr. H. Oberritter, 80 S., kart. ●

Neue Rezepte für **Diabetiker-Diät**
Vollwertig · abwechslungsreich · kalorienarm
(**0418**-4) Von M. Oehlrich, 96 S., 8 Farbtafeln, kartoniert. ●

Diät bei Herzkrankheiten und Bluthochdruck
Rezeptteil von B. Zöllner.
(**3202**-4) Von Prof. Dr. med. H. Rottka, 92 S., 4 Farbtafeln, kartoniert. ●●

Diät bei Erkrankungen der Nieren, Harnwege und bei Dialysebehandlung
Rezeptteil von B. Zöllner.
(**3203**-X) Von Prof. Dr. med. Dr. h. c. H. J. Sarre und Prof. Dr. med. R. Kluthe, 96 S., 33 Farbfotos, 1 s/w-Zeichnung, kartoniert. ●●

Diät bei Darmkrankheiten
Durchfall · Divertikulose, Reizdarm und Darmträgheit · einheimische Sprue (Zöllakie) · Disaccharidasemangel · Dünndarmresektion · Dumping Syndrom, Rezeptteil von B. Zöllner.
(**3211**-0) Von Prof. Dr. med. G. Strohmeyer, 88 S., 4 Farbtafeln, kartoniert. ●●

Diät bei Gicht und Harnsäuresteinen
Rezeptteil von B. Zöllner.
(**3205**-6) Von Prof. Dr. med. N. Zöllner, 112 S., 35 Farbtafeln, kartoniert. ●●

Diät bei Zuckerkrankheit
Rezeptteil von B. Zöllner (**3206**-4) Von Prof. Dr. med. P. Dieterle, 112 S., 42 Farbfotos, 4 vierfarbige Vignetten, 1 s/w-Zeichnung, kartoniert. ●●

Diät bei Störungen des Fettstoffwechsels und zur Vorbeugung der Arteriosklerose
Rezeptteil von B. Zöllner.
(3208-0) Von Prof. Dr. med. G. Wolfram, 102 S., 32 Farbfotos, kartoniert. ●●

Ballaststoffreiche Kost bei Funktionsstörungen des Darms
Rezeptteil von B. Zöllner.
(3212-9) Von Prof. Dr. med. H. Kasper, 96 S., 34 Farbfotos, 1 s/w-Foto, kart. ●●

Diät bei Krankheiten des Magens und Zwölffingerdarms
Rezeptteil von B. Zöllner
(3201-3) Von Prof. Dr. med. H. Kaess, 96 S., 35 Farbfotos, 1 s/w-Zeichnung, kart. ●●

Diät bei Krankheiten der Gallenblase, Leber und Bauchspeicheldrüse
Rezeptteil von B. Zöllner.
(3207-2) Von Prof. Dr. med. H. Kasper, 88 S., 35 Farbfotos, 1 s/w-Zeichnung, , kart. ●●

Computerbücher

Das neue FALKEN
Computerlexikon
(4356-2) Von Dr. B. Kopp, 336 S., 121 s/w-Fotos, 184 Computergrafiken, Pappband.
●●●●

Computer-Grundwissen
Eine Einführung in Funktion und Einsatzmöglichkeiten
(4359-7) Von Chr. T. Wolff, 176 S., 182 Farbfotos, kartoniert.●●●●
(4358-9) Pappband.●●●●

Der PC
(4732-0) Von U. u. H. Freund, 336 S., 386 Farbfotos, Pappband. ●●●●●

freundin
Das Computerbuch für Frauen
(4372-4) Von M. Thiel, 176 S., 102 Farbfotos, 73 Zeichnungen, Pappband. ●●●●

Desktop Publishing: Typografie und Layout Seiten gestalten am PC · für Einsteiger und Profis (4330-9) Von Dr. H. D. Baumann, M. Klein, 320 S., zahlreiche zweifarbige Abb., Pappband. ●●●●●

PC HELP!
Wissenschaftliche Texte mit Word 5.5
(4360-0) Von P. Vogel, ca. 96 S., durchgehend zweifarbig, kartoniert. ●●

PC HELP!
Praktische Computernutzung mit Works 2.0
(4369-2) Von A. Görgens, ca. 96 S., durchgehend zweifarbig, kartoniert. ●●

PC HELP!
DFÜ mit dem PC
(4370-8) Von M. Hofmann, ca. 96 S., durchgehend zweifarbig, kart. ●●

PC HELP!
Zeichnen mit dem PC
(4361-9) Von M. Hofmann, ca. 96 S., durchgehend zweifarbig, kart. ●●

PC HELP!
Präsentation mit dem PC
(4368-6) Von M. Hofmann, 96 S., 47 zweifarbige screenshots, kart. ●●

PC HELP!
CONFIG. SYS. und AUTOEXEC. BAT
Optimale Systemkonfiguration
(4338-4) Von A. Görgens, 64 S., ca. 50 s/w-Abbildungen und Grafiken, kart. ●●

PC HELP!
DOS-Kommandos richtig nutzen
(4339-2) Von A. Görgens, 64 S., ca. 50 s/w-Abbildungen und Grafiken, kart. ●●

PC HELP!
Batch-Dateien – DOS-Abläufe selber festlegen
(4341-4) Von A. Görgens, 64 S., ca. 50 s/w-Abbildungen und Grafiken, kart. ●●

PC HELP!
Die ersten Schritte mit dem PC
(4344-9) Von P. Vogel, H. Ebsen, 64 S., ca. 50 s/w-Abbildungen und Grafiken, kartoniert. ●●

PC HELP!
Mehr Speicher unter DOS nutzen
(4345-7) Von K. O. Kuhl, 64 S., ca. 50 s/w-Abbildungen und Grafiken, kart. ●●

PC HELP!
Viren erkennen und beseitigen
(4346-5) Von M. Hofmann, 64 S., ca. 50 s/w-Abbildungen und Grafiken, kart. ●●

DTP-Lexikon für die Praxis
(4373-2) Ca. 96 S., durchgehend zweifarbig, kart. ●●●

Gestalten mit Pagemaker für Windows
(4375-9) Von M. Hofmann, R. Titius, 116 S., 53 zweifbg. screenshots, kart. ●●

Präsentationsprogramme richtig nutzen
(4376-7) Von M. Hofmann, 96 S., 60 zweifarbige screenshots, kartoniert. ●●

Datenaustausch 1
(4378-3) Von M. Hofmann, 104 S., 63 zweifbg. screenshots, kartoniert. ●●

Datenaustausch 2
(4379-1) Von M. Hofmann, 96 S., 34 zweifarbige screenshots, kart. ●●

WordPerfect 6.0 für Windows
(4380-5) Von U. Freund, ca. 96 S., kartoniert. ●●

Update
MS-DOS 6.0
Beilage: Kurzreferenz
(4385-6) Von M. Hofmann, ca. 96 S., kartoniert. ●●●

PC-Pannen selbst beheben
Hardware · Software
(4383-X) Von M. Hofmann, 144 S., kart. ●●

Windows für Workgroups
(4381-3) Von P. Vogel, 80 S., 40 Screenshots, kartoniert. ●●

Software

FALKEN Software
Maschinenschreiben und Tastaturtraining für Comuter
(7009-8) Von B. Hoppius, Diskette 5 1/4" u. 3 1/2" für IBM-PC + Kompatibel, mit Begleitheft. ●●●●●*

FALKEN Software
Musterkorrespondenz in Deutsch, Englisch, Französisch, Italienisch, Spanisch
(7041-1) Diskette 5 1/4" für IBM-PC + Kompatible, mit Begleitbroschüre. ●●●●*
(7051-9) Diskette 3 1/2" für IBM-PC + Kompatible, mit Begleitbroschüre. ●●●●*

FALKEN Software
Vokabeltrainer Englisch
Über 2000 Vokabeln und Redewendungen
(7001-2) Disk. für C 64/C 128 PC, mit Begleitheft. ●●●●*

FALKEN Software
Take a Trip to Britain
Spielend Englisch lernen mit dem Computer
(7039-X) Diskette 5 1/4" für IBM-PC + Kompatible, mit Begleitheft. ●●●●●*

FALKEN Software
The Grammar Master
(7002-0) Diskette für C 64/C 128 PC, mit Begleitheft. ●●●●*
(7030-6) für IBM-PC + Kompatibel, mit Begleitheft. ●●●●*

(7032-2) für Amiga, mit Begleitheft. ●●●●*

FALKEN Software
From Coast to Coast
Travelling through the USA
(7061-6) Diskette 3 1/2" für IBM-PC + Kompatible, mit Begleitbroschüre. ●●●●●*

FALKEN Software
Vokabeltrainer Französisch
Über 2000 Vokabeln und Redewendungen frei erweiterbar.
(7019-5) Disk. für IBM-PC + Kompatible, mit Begleitheft. ●●●●*

FALKEN Software
Je finis, tu finis…maîtrisez la grammaire française
Französische Grammatik lernen und beherrschen
(7053-5) Diskette 5 1/4" für IBM-PC + Kompatible, mit Begleitbroschüre. ●●●●*
(7069-1) Diskette 3 1/2" für IBM-PC + Kompatible, mit Begleitbroschüre. ●●●●*

FALKEN Software
Le monde des affaires en français
Wirtschaftsfranzösisch leicht gelernt
(7054-3) Diskette 5 1/4" für IBM-PC + Kompatible, mit Begleitbroschüre. ●●●●*
(7068-3) Diskette 3 1/2" für IBM-PC + Kompatible, mit Begleitbroschüre. ●●●●*

FALKEN Software
Vokabeltrainer Italienisch
Über 2000 Vokabeln und Redewendungen
(7065-9) Diskette 5 1/4" für IBM-PC + Kompatible, mit Begleitbroschüre. ●●●●*
(7064-0) Diskette 3 1/2" für IBM-PC + Kompatible, mit Begleitbroschüre. ●●●●*

FALKEN Software
Vokabeltrainer Latein
Über 2000 Vokabeln und Redewendungen frei erweiterbar
(7033-0) Diskette für IBM-PC + Kompatible, mit Begleitbroschüre. ●●●●*

FALKEN Software
Börsenfieber
Spielend spekulieren mit Geld und Aktien
(7016-0) für IBM-PC + Kompatible, Diskette 5 1/4", mit Begleitheft. ●●●●*
(7044-6) für IBM-PC + Kompatible, Diskette 3 1/2", mit Begleitheft. ●●●●*

FALKEN Software
Broker King
Cash und crash an der Terminbörse
(7058-6) Diskette 3 1/2" für IBM-PC + Kompatible, mit Begleitbroschüre. ●●●●*

Video

Hobby Aquarellmalen
Landschaft und Stilleben
(6022-X) VHS, 40 Min., in Farbe, mit Begleitheft. ●●●●*

Hobby Ölmalerei
Landschaft und Stilleben
(6025-4) VHS, 40 Min., in Farbe, mit Begleitheft. ●●●●*

Basteln mit Kindern
(6041-6) VHS, 60 Min., in Farbe, mit Vorlagen in Originalgröße, mit Begleitheft. ●●●*

Die Modelleisenbahn
Anlagenbau in Modultechnik
(6028-9) VHS, 30 Min., in Farbe. ●●●*

Golf
(6053-X) VHS, 60 Min., in Farbe, mit Begleitheft. ●●●●●*

Reiten
(6097-1) VHS, ca. 60 Min., in Farbe, mit Begleitbroschüre. ●●●●*

Skigymnastik perfekt
(**6052**-1) VHS, ca. 60 Min., in Farbe, mit Begleitbroschüre. ●●●●*

Snowboarding
(**6139**-0) VHS, ca. 45 Min., in Farbe, mit Broschüre.●●●*

Pflanzenjournal
Blumen- und Pflanzenpflege im Jahreslauf
(**6036**-X) VHS, 30 Min., mit Begleitheft.
●●●●*

Schnitt und Pflege
von Bäumen und Sträuchern
(**6050**-5) VHS, 45 Min., in Farbe, mit Begleitheft. ●●●●*

Erfolgreiche Streßbewältigung
Autogenes Training
Video 1: Einführung und Kurs
Video 2: Übungen
(**6132**-3) jeweils ca. 60 Minuten, in Farbe. ●●●●●*

Aktfotografie
Gestaltung/Technik/Spezialeffekte
Interpretationen zu einem unerschöpflichen Thema
(**6001**-7) VHS, 60 Min., in Farbe, mit Begleitheft. ●●●●*

Videografieren
Technik/Bildgestaltung/Schnitt/Vertonung,
Filmen mit Video 8 (**6031**-6) VHS,
60 Min., in Farbe, mit Begleitheft. ●●●●●*

Videografieren perfekt
Profitricks für Aufnahmetechnik und Nachbearbeitung
(**6042**-4) VHS, (**6044**-4) Video 8, 60 Min., in Farbe, mit Begleitheft. ●●●●●*

Top-Form Gymnastik
Ein Bewegungsprogramm für pfundige Leute
(**6144**-7) VHS, ca. 30 Min., in Farbe. ●●●*

Fitt ohne Fett
PfundsKur Video
(**6142**-0) VHS, ca. 40 Min., in Farbe.●●●●*

Streicheleinheiten für Körper und Seele
Partnermassage
(**6051**-3) VHS, 45 Min., in Farbe, mit Begleitheft. ●●●●●*

Tele Partner Massage
Zärtliche Entspannung zu zweit
(**6131**-5) VHS, ca. 60 Minuten, in Farbe. ●●●●*

Sinnliche Stunden
(**6099**-8) VHS, ca. 60 Min., in Farbe, mit Begleitbroschüre. ●●●●●*

Nie wieder rauchen
(**6100**-1) VHS, ca. 45 Min., in Farbe, mit Begleitbroschüre. ●●●●*

New York
(**6151**-X) VHS, ca. 60 Min., in Farbe. ●●●●*

Kalifornien
(**6152**-8) VHS, ca. 60 Min., in Farbe. ●●●●*

USA Südwest
(**6153**-6) VHS, ca. 60 Min., in Farbe. ●●●●*

Florida
(**6154**-4) VHS, ca. 60 Min., in Farbe. ●●●●*

Hawaii
(**6164**-1) VHS, ca. 60 Min., in Farbe. ●●●●*

Irland
(**6167**-6) VHS, ca. 60 Min., in Farbe. ●●●●*

Norwegen
(**6161**-7) VHS, ca. 60 Min., in Farbe. ●●●●*

Kanarische Inseln
(**6162**-5) VHS, ca. 60 Min., in Farbe. ●●●●*

Mallorca
(**6143**-9) VHS, ca. 60 Min., in Farbe. ●●●●*

Toscana
(**6148**-X) VHS, ca. 60 Min., in Farbe. ●●●●*

Rom
(**6145**-5) VHS, ca. 60 Min., in Farbe. ●●●●*

Venedig
(**6146**-3) VHS, ca. 60 Min., in Farbe. ●●●●*

Florenz
(**6147**-1) VHS, ca. 60 Min., in Farbe. ●●●●*

Paris
(**6157**-9) VHS, ca. 60 Min., in Farbe. ●●●●*

Wien
(**6158**-7) VHS, ca. 60 Min., in Farbe. ●●●●*

London
(**6159**-5) VHS, ca. 60 Min., in Farbe. ●●●●*

Prag
(**6165**-X) VHS, ca. 60 Min., in Farbe. ●●●●*

Griechische Inseln
(**6166**-8) VHS, ca. 60 Min., in Farbe. ●●●●*

Kuba
(**6150**-1) VHS, ca. 60 Min., in Farbe. ●●●●*

Dominikanische Republik
(**6163**-3) VHS, ca. 60 Min., in Farbe. ●●●●*

Malediven
(**6156**-0) VHS, ca. 60 Min., in Farbe. ●●●●*

Bali
(**6149**-8) VHS, ca. 60 Min., in Farbe. ●●●●*

Thailand
(**6155**-2) VHS, ca. 60 Min., in Farbe. ●●●●*

Hongkong
(**6160**-9) VHS, ca. 60 Min., in Farbe. ●●●●*

Bestellschein

Erfüllungsort und Gerichtsstand für Vollkaufleute ist der jeweilige Sitz der Lieferfirma. Für alle übrigen Kunden gilt dieser Gerichtsstand für das Mahnverfahren. Falls durch besondere Umstände Preisänderungen notwendig werden, erfolgt Auftragserledigung zu dem bei der Lieferung gültigen Preis.

Ich bestelle hiermit aus dem Falken-Verlag GmbH, Postfach 1120, D-65521 Niedernhausen/Ts., durch die Buchhandlung:

Ex.

Ex.

Ex.

Ex.

Name:

Datum:

Straße:

Ort:

Unterschrift:

Falken-Verlag GmbH · Postfach 1120 /FALKEN/ **D-65521 Niedernhausen/Ts. · Tel.: 0 61 27 / 70 20**